Sie wollten alles richtig machen

Dr. Erich Freisleben

Sie wollten alles richtig machen.

Dokumentation eines verschwiegenen Leidens.

Bericht eines Hausarztes über die Nebenwirkungen der Corona-Impfungen.

1. Auflage 11/2022

© Cajus Verlag, München

Alle Rechte vorbehalten.

www.cajus-verlag.de

Covergestaltung: Michael Reichel

Lektorat: Bianca Gubalke

Druck: omb2 Print GmbH, München

Printed in Germany

ISBN: 978-3-945176-08-5

Coverbild:

Covergestaltung nach einer Abbildung von „Die Tänzerin" von Georg Kolbe mit freundlicher Genehmigung der Georg-Kolbe-Stiftung.

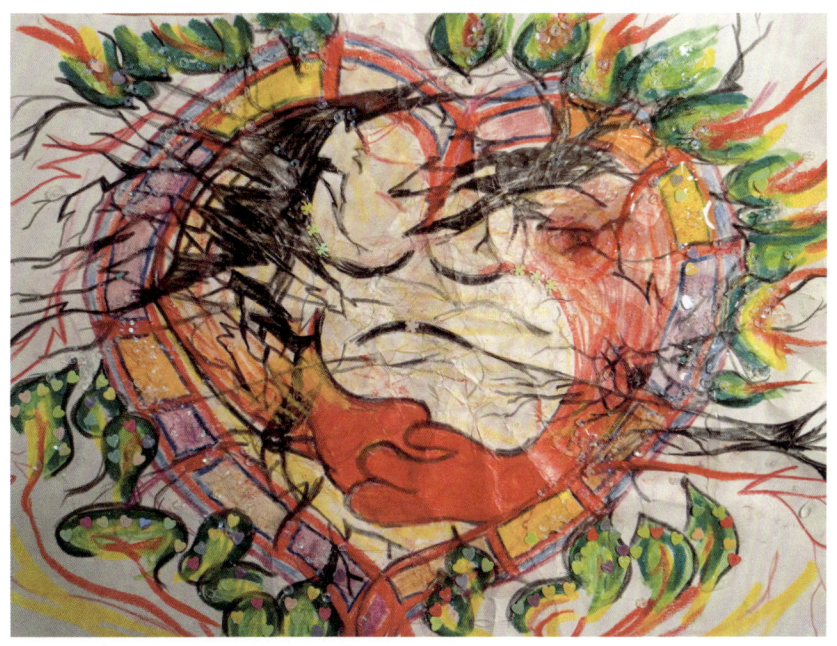

„Ich hatte keine Wahl" - Dieses Bild entstand im Rahmen des Projektes „Unsichtbar zeigen". Das Projekt „Unsichtbar zeigen" gibt in Onlineworkshops Nebenwirkungsbetroffenen den Raum, körperliche und seelische Schäden mitzuteilen und in einem persönlichen Prozess in verschiedene künstlerische Ausdrucksformen zu transformieren. Es entstehen Werke, die öffentlich auf das Leid der Menschen mit Impfschäden hinweisen. Die Betroffenen haben die Möglichkeit, sich zu zeigen und trotzdem anonym zu bleiben.

Informationen zur Teilnahme und die Möglichkeit, das spendenfinanzierte Projekt zu unterstützen, finden Sie auf der Website: www.unsichtbarzeigen.de

Inhaltsverzeichnis

1. Vorbemerkung 1

2. Einleitung – Blick aus der Praxis 5

3. Mitbürger und Arzt - Wer ich bin 9

Wissen und Gewissen, Hinterfragen als Pflicht 9

Hinter den Kulissen – Medizin gestern und heute 18

4. Aufbruch und Ernüchterung 25

Aufbruchsstimmung nach quälenden Einschränkungen 25

Der erste Schock 27

Die Suche nach objektiver Berichterstattung 36

Die Alleingelassenen 45

Das Impfen als Kulturkampf 59

Der Bote ist der Böse 73

Das Tor ist offen 79

Gemeinsam helfen 87

Tiefe Wunden 87

Ketzer und Gläubige 94

Franz Kafka und das Paul-Ehrlich-Institut 110

Fortan zu dritt 114

5. Das Virus und die Impfung – Woran wir sind 120

Was wir wissen 120

Überdauern der künstlichen Spikes 125

Die Mikrozirkulationsstörung 130

Direkte Organschäden 132

Immunsystemstörungen, Rezeptorstörungen 133

Das Mastzellaktivierungssyndrom 135

Mitochondriopathie 136

Small-Fiber-Neuropathie 137

Die Lücken im Verständnis 138

Long-COVID-, Post-COVID- und Post-Vakzin-Syndrom 140

Von der Theorie zur Behandlung 143

6. **Persönliche Sicht** **149**

Das Leiden sichtbar gemacht 149

Wir wissen zu wenig 151

Tabus aufbauen und Tabus brechen 155

Wo beginnt Schuld? 159

Glauben und Wissen 159

Ärztliches Handeln im rechtsunsicheren Raum 164

Intellekt ohne Menschlichkeit 166

Das rechte Maß 176

7. **Dokumente** **187**

Laborauffälligkeiten bei Geimpften 187

Ergebnisse einer Diskussion zum Immunstatus 188

Ein Fallbericht als typisches Beispiel für den Umgang mit
Nebenwirkungen 189

Kommentar zu diesem Fallbericht 194

Zwei Fallberichte von Impfschäden mit immunhistochemischem
Nachweis von Spike-Proteinen nach vielen Monaten 196
        Fallbericht Nr. 85, Alter: 44, Geschlecht: w.   196
        Fallbericht Nr. 165, Alter: 34, Geschlecht: w.   197

Kommentar zu den Fallberichten: 198

Anmerkungen zur gesamten Dokumentation der Impf-
nebenwirkungen 199

Exemplarische Falldokumentation von 34 Nebenwirkungsfällen 204

8. **Liste der ausgelagerten Dokumente** **242**

9. **Behandlungshilfen: Die Cormea Kurzversion** **243**

1. Vorbemerkung

Die Corona-Pandemie hat uns zuerst zusammen-geschlossen, dann entzweit und zuletzt ratlos gemacht. Wie kann die Gesellschaft wieder gesunden?

Im ersten Rückblick fällt das Sortieren der Fakten schwer, denn wir alle sind noch mit Emotionen angefüllt und kontroverse Debatten gleiten schnell in moralisierende Gefechte ab. Wenn ich nun über Nebenwirkungen der Corona-Impfungen berichte, ruft dies auf der Seite der strikten Befürworter des Pandemie-Managements leicht Widerstände hervor. Als ich kürzlich eine mir persönlich bekannte Kollegin traf, die eineinhalb Jahre auf einer COVID-Intensivstation gearbeitet hatte, wurde mir noch einmal klar, wie verschieden der Blick auf das Geschehen sein kann. Nach dem, was sie erlebt hatte, konnte es keine Zweifel an der Sinnhaftigkeit einer flächendeckenden Impfung geben. Das Treffen ließ die extremen Unterschiede im Erleben der Pandemie aufleuchten. Jeder scheint aus seiner Sicht Recht zu haben, aber dennoch müssen wir das Mosaik der verschiedenen Aspekte zusammensetzen, wenn wir uns als Freunde, Kollegen,

Nachbarn, kurzum als Mitmenschen, wieder offen und lächelnd in die Augen sehen wollen.

Bevor ich mein Thema beleuchte, möchte ich all denjenigen, die selbst schwer unter einer Corona-Infektion gelitten oder sogar Angehörige verloren haben, sagen, dass ich das Leid, das die Krankheit mit sich bringen kann, nicht kleinrede. Ich verstehe und respektiere uneingeschränkt Ihre Gefühle und Haltung. Die Tücken dieses früher harmlosen, nun aber gefährlich gewordenen Virus sind mir sehr bewusst.

Doch auch diejenigen, die sich aus Überzeugung, aus sozialem Verantwortungsempfinden oder unter Druck für die Impfungen entschieden haben und nun an schweren Nebenwirkungen leiden, möchten gesehen und verstanden werden. Vor allem brauchen sie Hilfe. Sie leiden unter einer Asymmetrie im gesellschaftlichen Denken und im medizinischen Fokus. Denn in einer Art Vorabfestlegung soll auf das Impfen kein Schatten fallen. Im kritischen Diskurs wird schnell eine Gegnerschaft gewittert. Können Sie sich vorstellen, was dies für jemanden bedeutet, der sich im guten Glauben impfen ließ und auf Grund der Tatsache, dass er mit Nebenwirkungen zu kämpfen hat, nahezu automatisch in die Ecke der „Querdenker", der „Schwurbler", der „Verschwörungstheoretiker" oder sogar der „Nazis" gestellt wird? Ganz weit nach außen, fernab der Mehrheitsgemeinschaft?

Dieses Büchlein betrachtet vorrangig einen Mosaikstein in der bunten Gemengelage um das Thema Pandemie: die Nebenwirkungen der mRNA-Impfungen. Aus Gründen, die Sie während der Lektüre des Buchs kennen lernen, habe ich eine extrem hohe Anzahl an schweren Impfnebenwirkungen persönlich in meinen Arzt-Patienten-Begegnungen miterlebt. Diese Fälle habe ich mit Unterstützung einer Assistentin zu zwei Dritteln in der Form für dieses Buch dokumentiert, wie ich sie zuvor den Behörden gemeldet habe. Der Umfang dieser und anderer Dokumentationen sprengte den Rahmen.

Deshalb habe ich im Buch nur eine Auswahl exemplarisch dokumentiert. Die Gesamtdokumentation zum Thema Nebenwirkungen habe ich auf meiner Homepage www.erichfreisleben.de für jeden einsehbar niedergelegt. Bisher sind 200 Fälle gemeldet; behandelt wurden bis August 2022 jedoch insgesamt etwa 300. Die Dokumentation und Meldung der restlichen Fälle

sind noch in Bearbeitung. Die Kurzversion einer Behandlungshilfe befindet sich am Ende des Buches, die ausführliche Langversion auf meiner Homepage.

Aus den von mir erworbenen Kenntnissen ergeben sich vor allem viele unbeantwortete Fragen. Daher benenne ich auch, welche davon dringend eine Beantwortung verlangen.

Anschließend an die ärztliche Berichterstattung wage ich als Staatsbürger einen Blick auf unsere Gesellschaft und versuche, einen möglichen Weg der Versöhnung zu finden. Denn auch unsere menschliche Gemeinschaft braucht, so scheint es mir, Schritte in Richtung einer tiefgreifenden Heilung.

2. Einleitung – Blick aus der Praxis

Eigentlich wollte ich mich nun endlich zur Ruhe setzen. Vor 45 Jahren erhielt ich meine Approbation als Arzt. Ich liebe diesen Beruf und habe gelernt, die Menschen so zu nehmen, wie sie sind. Nach den arbeitsreichen Jahren während meiner Ausbildung zum Internisten in einer renommierten Abteilung für Infektionskrankheiten und nach über fünfunddreißigjähriger Hausarzttätigkeit suchte ich seit einigen Jahren nach einer passenden Nachfolge für meine Hausarztpraxis in Berlin. Lange Zeit sollte es einfach nicht klappen. Heute habe ich das Gefühl, mir wurde noch eine Aufgabe zuteil. Und von der will ich Ihnen berichten. Es geht um die Corona-Pandemie und um das Impfen gegen ihre Gefahren. Ich will in diesem kontroversen Thema, das wie in einem Scherenschnitt nur schwarz oder weiß zu kennen scheint, von einigen Zwischentönen berichten. Wenn Sie zum Arzt gehen, wollen Sie doch ehrlich über alles informiert werden, um sich daraufhin entscheiden zu können. Ein zentrales Element des Vertrauens in der Medizin. Lesen Sie einmal aufmerksam den Beipackzettel eines Allerweltmedikaments wie Aspirin, könnte Sie das durchaus dazu bewegen, lieber die Schmerzen auszuhalten als die Risiken der Nebenwirkungen einzugehen. Sehr viele schauen ihn sich allerdings gar nicht erst an, wenn sie der Schmerz quält, und denken sich: Wie soll ich mögliche Nebenwirkungen denn mit meiner quälenden Situation in Einklang bringen?

Daher wollen die Patienten vom Arzt eine Orientierung. Manche geben alle Verantwortung an ihn ab, andere legen Wert auf eine gut informierte eigene Entscheidung. Trotz aller Bemühungen um Objektivität bleibt der Arzt aber immer auch zu einem Teil subjektiv und Patienten sind unterschiedlich eingestellt. Patienten wollen die Ungewissheiten mit Vertrauen überbrücken und suchen für sich ein passendes ärztliches Gegenüber. Meist wissen sie, dass man im medizinischen Versorgungssystem auch vor versteckten Interessen auf der Hut sein muss.

In den letzten zwei Jahren der Pandemie wurde die Bühne der Medien zum Sprechzimmer und Politiker wurden zu Ärzten. Die Pandemie als angstmachendes Szenarium wurde quasi zur „Chefsache" und hat den Ärzten das Informieren und das gemeinsame Abwägen mit dem Patienten aus der Hand genommen. Angst schweißt eine Herde zusammen. Jetzt, im Nachlassen der Gefahr, werden wir wieder frei zum Reflektieren. Sollten wir das nicht nutzen? Denn es wäre naiv zu glauben, in der Politik gäbe es keine versteckten Interessen und wir könnten stets blind vertrauen.

Mit dieser kleinen Dokumentation berichte ich aus meinem Sprechzimmer, denn hier spiegelt sich die Gesellschaft in aller Vielfältigkeit. Nicht die Virtualität emotionserweckender Fernsehbilder, nicht Prozentzahlen und Diagramme, nicht Expertenäußerungen, sondern die Realität tritt hier ungeschminkt in Erscheinung. Dieser Blick aus der Praxis soll Ihr Bild von der Pandemie, seinem Krankheitserreger, den Behandlungsmöglichkeiten und den Impfungen abrunden. Schließlich beruhen auch Ihre weiteren Entscheidungen auf Informationen.

Wenn ich hier aus dem lebendigen „Dorfbrunnen" meiner Hausarztpraxis preisgebe, was mir zu Augen und Ohren gekommen ist, muss ich zugestehen, dass mein Bericht nicht ganz ausgewogen sein kann, denn es kommt eine Seite verstärkt zur Geltung. Es ist diejenige, von der Sie so gut wie nichts in den Medien gehört haben. Meine Fokussierung dient also insgesamt der Ausgewogenheit des

Ganzen. Ich bilde außer dem Licht auch den Schatten ab. So, dass Sie umfassendere Informationen für Ihre Entscheidungen erhalten. Vor allem weise ich auf die ungeklärten Fragen hin, die es zu beantworten gilt. Nach zwei Jahren spontanen Manövrierens muss nun die kritische Überprüfung folgen, denn es geht vor allem um die Zukunft.

3. Mitbürger und Arzt - Wer ich bin

Wissen und Gewissen, Hinterfragen als Pflicht

Wer meine Spuren zurückverfolgt, wird feststellen, dass ich im Laufe meines Lebens unser Gesundheitssystem oft kritisch hinterfragt habe. Die hohe Verantwortung des Arztberufes gebietet es, stets Rechenschaft nicht nur über das persönliche Handeln, sondern auch über die Weichenstellungen in der Gesundheitspolitik abzulegen. Schließlich legt sie den Rahmen dessen fest, was zwischen Arzt und Patienten geschehen kann.

Ich wurde vier Jahre nach Ende des Zweiten Weltkrieges geboren. Heranwachsend erlebte ich, dass die Erwachsenenwelt ihre Vergangenheit unter dem Nationalsozialismus in merkwürdiges Schweigen hüllte. Auf der Welle der 68er-Bewegung stellten wir unseren Lehrern und Eltern Fragen nach dem Unrecht der NS-Zeit und ihrer Haltung dazu. Das Schweigen explodierte dann und kippte nicht selten in heftige Vorwürfe um, begleitet von Verteidigungstiraden. Wir seien undankbar, hieß es, hätten keine Ahnung von der Wirklichkeit. Die Medien zeichneten von der kritischen Jugend das Bild von Nichtsnutzen, von Gammlern, die den Respekt vor ihren Eltern verloren hätten. In der aggressiven Stimmung empfahl etwa ein Politiker ungestraft, die Handwerker sollten den langhaarigen Studenten doch mal eins mit der Latte über die Rübe hauen.

Das Thema Nationalsozialismus und die Frage, was wir daraus lernen müssten, haben mich mein Leben lang begleitet. Deshalb habe ich mich medizinhistorisch mit der Rassenlehre und der Rassenhygiene beschäftigt. Ich wollte verstehen, wie in einem so modernen und hochtechnisierten Land eine solche Barbarei entstehen konnte und warum die Ärzte dabei eine wesentliche Rolle übernommen hatten.[1]

Die Dinge kritisch zu hinterfragen, wurde mir also sozusagen „in die Wiege gelegt". Ich weiß die modernen Errungenschaften in der Medizin sehr zu schätzen, bin aber stets auf der Hut, wenn ich Fehlentwicklungen wittere. Über die vierzig Jahre ärztlicher Tätigkeit und Gesundheitspolitik habe ich 2019 ein Buch mit dem Titel *Medizin ohne Moral* veröffentlicht.[2] In ihm beschreibe ich die Etappen der

---

[1] Erich Freisleben: „*Grundelemente der Rassenkunde und Rassenhygiene der Weimarer Zeit: eine Untersuchung zu zwei Standardwerken.*" Berlin: Freie Universität 2003.
[2] Erich Freisleben: „*Medizin ohne Moral. Diagnose und Therapie einer Krise.*" Engerwitzdorf: Freya 2020

Veränderungen in der medizinischen Realität, die Wandlungen im Denken, zeige Beispiele eines gelungenen Mixes aus ganzheitlicher Sicht und moderner Technologie auf und setze mich mit den historischen Paradigmenwechseln, ihren Konsequenzen und Chancen auseinander. 2021 folgte, erst ein halbes Jahr zuvor geplant, das Buch *Ansichten eines Hausarztes*, in dem ich das Pandemiemanagement bis zu diesem Zeitpunkt beleuchtete. [3] Aus der Sicht des Abschlussberichtes des Sachverständigenausschusses für die Bewertung der Corona-Schutzmaßnahmen in Deutschland vom 30. Juni 2022 finden sich viele meiner Aussagen nun „hochoffiziell" bestätigt. [4]

Das Thema Corona und der Umgang damit haben für mich viele Fragen offengelassen. Trotz gewisser Unsicherheit bezüglich der Verträglichkeit des mit heißer Nadel gestrickten Impfstoffes impfte ich etwa siebenhundert Mal Patienten, die auf Grund ihres Alters oder ihrer Vorerkrankungen als verletzlich galten. Bei den Jüngeren war ich mir nicht sicher, ob es wegen ihrer relativ geringen

---

[3] Erich Freisleben: „*Ansichten eines Hausarztes. Wege aus dem Corona-Dilemma.*" Engerwitzdorf: Freya 2021.
[4] https://www.bundesgesundheitsministerium.de/service/begriffe-von-a-z/s/sachverstaendigenausschuss-infektionsschutzgesetz.html

Sterbewahrscheinlichkeit gerechtfertigt sei, das Risiko von möglichen und bisher unbekannten Nebenwirkungen einzugehen.

Schon nach wenigen Wochen der Impfkampagnen in den verschiedenen Ländern tauchten Berichte über solche möglichen Folgen auf. Schwere Blutgerinnungsstörungen wurden beobachtet, an denen man sogar versterben kann. Die ersten Meldungen kamen aus dem Ausland, und nach anfänglichen Relativierungen wurde diese Nebenwirkung auch in Deutschland als sehr seltene anerkannt.[5] [6] Nicht anders verlief es bei den Fällen von Herzmuskelentzündung, die sich zuerst im Impfmusterland Israel als Impffolge offenbarten. [7]

Im Tenor der Berichterstattungen galten auch diese Nebenwirkungen jedoch als etwas äußerst Seltenes und

[5] Christina Hohmann-Jeddi: „*Covid-19-Impfstoffe. Neue Impfneben-wirkungen unter Beobachtung.*" In: Pharmazeutische Zeitung 12.03.2021 https://www.pharmazeutische-zeitung.de/neue-impfnebenwirkungen-unter-beobachtung-124332

[6] Günalp Uzun, Karina Althaus, Tamam Bakchoul: „*No Correlation between Anti-PF4 and Anti-SARS-CoV-2 Antibodies after ChAdOx1 nCoV-19 Vaccination.*" In: New England Medical Journal 25.08.2021 https://doi.org/10.1056/nejmc2111305

[7] Annette Rößler: „*Comirnaty. Israel meldet Zusammenhang zwischen Impfung und Myokarditis.*" In: Pharmazeutische Zeitung 03.06.2021 https://www.pharmazeutische-zeitung.de/israel-meldet-zusammenhang-zwischen-impfung-und-myokarditis-126094

dann auch eher als vorübergehende Gesundheitsstörung ohne Dauerfolgen. Die Impfkampagne sprach „vom kleinen Pieks", als unterscheide er sich nicht von den bisherigen Impfungen. Kritiker des völlig neuen Wirkprinzips wurden in den Medien pauschal als Impfgegner bezeichnet. Man kommunizierte das Impfen als den alleinigen Ausweg aus einer hochbedrohlichen Pandemie.

Mit Bratwürsten und begleitenden Events versuchte man, Alt und Jung zu motivieren. Die Herdenimmunität, die zum Sieg über die Bedrohung notwendig sei, könne man nur über eine flächendeckende Impfkampagne erreichen, hieß es. Als die Impfquote dafür nicht auszureichen schien, wurde zuerst moralischer Druck ausgeübt, der jeden Unwilligen als unsolidarisch erscheinen ließ. Aus Ungeimpften wurden „Impfverweigerer" und „Impfgegner", denen man es zu verdanken habe, dass demnächst ein erneuter quälender Lockdown ins Haus stünde. Zuletzt kam der Knüppel eines Impfzwanges aus dem Sack, der zuvor als Spinnerei der „Querdenker" abgetan worden war.

Ein Zwang zur Einwilligung zum Impfen, bisher undenkbar, wurde in der öffentlichen Meinung inzwischen größtenteils gesellschaftsfähig. Im Parlament fand er im Frühjahr 2022 jedoch keine Mehrheit, vielleicht nur fürs Erste.

Für dieses von vielen nicht erwartete Ergebnis scheint nicht unerheblich zu sein, dass in den Mainstream-Medien erstmals Berichte über einen neuen Symptomkomplex auftauchten, der den Corona-Impfungen folgen konnte. Von diesem wird hier die Rede sein.

Außerhalb der gewohnten Informationswelt der Tageszeitungen und des Fernsehens war über Impfschäden schon ein halbes Jahr früher berichtet worden und dies in allen Ländern, in denen Impfkampagnen liefen. Schnell brandmarkte die Presse jene Beiträge als Störmanöver von „Verschwörungs-theoretikern". Im November hatte ich auf der Informationsplattform #allesaufdentisch in einem Interview von meinen ersten, diesbezüglichen Beobachtungen in meiner Praxis erzählt.[8] Sie beruhten damals auf dreißig Fällen von Geimpften, mehrheitlich jüngeren Alters. Viele von ihnen hatten sich zuvor sportlich betätigt und konnten nun kaum noch die Treppen in meine Praxisräume bewältigen. Dieses zwanzigminütige Video, in dem ich darüber berichtete, was ich bislang gesehen hatte und darüber wusste, wurde Stand heute, zum Redaktionsschluss dieses Buches, etwa 700.000-Mal angesehen.

---

[8] https://youtu.be/qIXOAKIHCRI

Für die Akzeptanz der Corona-Impfungen in der Mehrheit der Bevölkerung waren drei Dinge essentiell gewesen: Erstens die große Angst vor dem Virus, zweitens die Annahme einer Schutzwirkung und drittens die Expertenaussage, dass ernste Nebenwirkungen nur extrem selten aufträten. Die Kontrollinstanz für das Auftreten unerwünschter Wirkungen mit dem wohlklingenden Namen *Paul-Ehrlich-Institut* hatte dafür eine Quote von 0,02 Prozent pro 1000 Impfungen berechnet. [9]

Das klang beruhigend. Die Wahrscheinlichkeit, dass es einen persönlich treffen konnte, schien extrem gering. Die Schutzwirkung galt nicht nur für das Individuum als hoch, sondern auch für die Gesellschaft als Ganzes.

Den Umgang mit der Pandemie und dem Thema Angst hatte ich in *Ansichten eines Hausarztes* Mitte 2021 sowie zu Beginn des Jahres 2022 in weiteren Videos auf dem eigens dafür gegründeten Kanal *Freisleben Behncke* reflektiert. [10]

---

[9] https://www.pei.de/DE/newsroom/dossier/coronavirus/
arzneimittelsicherheit.html
[10] https://www.youtube.com/channel/UC9bm6pki8lfp1sww2fWL6Yg

Auch meine Bedenken, ein als Impftechnik unerforschtes Prinzip bevölkerungsweit einzusetzen, kamen darin mit Hinweis auf die entsprechenden Quellenverweise zur Sprache. Dennoch sah auch ich in der Impfung eine Schutzwirkung für denjenigen Teil der Bevölkerung, der am meisten von dem neuartigen Coronavirus bedroht war.

Mit wesentlichen Entscheidungen der Pandemie-Verantwortlichen war ich allerdings überhaupt nicht einverstanden. Alle Experten wussten, dass die mRNA-Technik, selbst nach den bereits jahrzehntelangen Versuchen, unter normalen Umständen nie eine Zulassung bekommen hätte. Bisher war mit ihr hinsichtlich einer möglichen Waffe gegen Krebs geforscht worden, doch selbst für Krankheiten mit solch extremer Lebensbedrohung hatte sie sich bisher nicht durchsetzen können. Tierversuche waren schlecht ausgegangen. Zahlreiche Experten warnten mit qualifizierten Argumenten vor den unabsehbaren

Gefahren eines so massiven Eingriffs in das Zellgeschehen.
11 12 13

In dieser Gemengelage war also äußerste Vorsicht geboten. Vom hippokratischen Gebot her, in erster Linie nicht schaden zu dürfen, hätten mehrfache Sicherungen eingebaut werden müssen – selbst in einer Pandemie. Das vom glühenden Impfbefürworter Bill Gates gepriesene Verfahren des „Telescoping" verkürzte die bei solchen Neuentwicklungen üblichen Prüfungszeiträume von bisher über zehn Jahren auf nun ein Dreivierteljahr. Eine solch große Sicherheitslücke hätte mit besonders strikten Sicherheitsvorkehrungen, akribischer Datenerhebung und Begleitstudien klein gehalten werden müssen.

---

[11] Liguo Zhang, Alexia Richards, Andrew Kalil et.al.: „*Sars-Cov-2 RNA reverse-transcribed and integrated into the human genome.*" In: Bio Rxiv 13.12.2020 https://pubmed.ncbi.nlm.nih.gov/33330870

[12] Elena Bernhard: „*Menschliche Zellen: RNA zu DNA geht doch. Überraschende Fähigkeit eines menschlichen Enzyms stellt Dogma in Frage.*" In: Scinexx 14.06.2021 https://m.focus.de/gesundheit/newsforscher-aus-us-bundesstaat-philadelphia-menschliche-zellen-rna-zu-dna-geht-doch_id_13394333.html

[13] Clemens G. Arvay: „*Rettung oder Risiko? Wirkungsweisen, Schutz und Nebenwirkungen der Hoffnungsträger.*" Köln: Quadriga 2021.

Hinter den Kulissen – Medizin gestern und heute

Zwischen den innovativen Pharmakonzernen und den Prüfbehörden gibt es schon seit vielen Jahren ein sich stets wiederholendes Katz- und Mausspiel. Hinter den einen stehen die Gewinnerwartungen einflussreicher Investoren. Sie drängen auf Ergebnisse. Der Erfolgszwang macht die Unternehmen in der Folge erfinderisch, wenn es darum geht, die Vorteile eines Präparats zu verkaufen und die Nachteile kleinzureden. Ihre Studien und Diagramme vermitteln den Eindruck, bei den Ergebnissen handele es sich um letzte Wahrheiten. Den Prüfbehörden stehen für ihre Arbeit zwar gesetzlich gute Instrumente zur Verfügung, oft fehlt es jedoch an qualifiziertem Personal und technischen Ressourcen, um auf Augenhöhe die wirkliche Wahrheit ans Licht holen zu können. Eine Insiderin berichtete mir einst, dass, um einer neuen Salbe die Zulassung zu geben, rund 100.000 Seiten Analysen, Berichte und Darstellungen durchforstet und geprüft werden müssten.

Über den Hebel der Politik wird zusätzlich Druck aufgebaut, das Zulassungsverfahren zu beschleunigen. Als die *Europäische Arzneimittelagentur (EMA)* 2018 in einer

Nachbeurteilung zu dem Ergebnis kam, dass bei knapp der Hälfte der zwischen 2009 und 2013 von ihr zugelassenen Krebsmittel selbst Jahre nach der Zulassung unsicher war, ob sie das Leben verlängerten oder die Lebensqualität verbesserten, waren die Mängel der Sicherheitsbewertungsmethoden deutlich geworden. [14] Viele Milliarden Versichertengelder waren verschleudert worden für unnütze, aber nebenwirkungsreiche Medikamente. Ein gewaltiger Skandal, der ein Schlaglicht auf die Probleme der Sicherheitsprüfungen warf, aber kaum eine nennenswerte Empörungswelle in den Medien auszulösen vermochte.

In Anbetracht der gewaltigen Gewinnmargen im Gesundheitswesen gehören Aktien aus dem Bereich der innovativen Pharmakonzerne in jedes erfolgreiche Anlageportfolio. Über die letzten Jahrzehnte entspann sich in diesem Zusammenhang ein filigranes, dichtes Netz an verkaufsfördernden Knotenpunkten. Drittmittelförderung der Universitäten, Graduiertenförderung, medizinische Fachgesellschaften, Fachgremien, Gesundheitsjournalismus und die politischen Parteien haben am warmen Geldregen

---

[14] Petra Jungmayr: „*Onkologika ohne Nutzen? Benefit neu zugelassener Krebsmittel wird infrage gestellt.*" In: Deutsche ApothekerZeitung 25.01.2018, https://www.deutsche-apotheker-zeitung.de/daz-az/2018/daz-4-2018/onkologika-ohne-nutzen

dieser einträglichen Quellen teil. Verkaufshemmende ge-
setzliche Hürden konnten nicht selten mit Legionen gut
bezahlter Anwälte überwunden werden.

Eine sperrige Bastion in dieser geölten Vermarktung be-
stand lange in Form einer kritischen Ärzteschaft, die aus
praktischen Erfahrungen heraus und mit wachem Blick
auf die Nebenwirkungen sehr vorsichtig in der Umsetzung
bisher unerprobter Arzneien agierte. Diese Hürde wurde
um die Jahrtausendwende elegant entschärft. In einem
aufwendigen Feldzug polte man das Denken in der Medizin um. „Evidenzbasierte statt Eminenzbasierte Medizin",
lautete der eingängige Schlachtruf. [15] Was sein Wegberei-
ter David Sackett vorbrachte, klang schlüssig: Das beste
Wissen aus der praktischen Erfahrung und die aus weltweiten klinischen Studien destillierten Kenntnisse sollten
mit den Präferenzen der Patienten in Einklang gebracht
werden und das medizinische Handeln bestimmen. So,
war man sich sicher, werde subjektive Beliebigkeit gegen

---

[15] Toni Brühlmann: „*Eminenzbasierte Medizin.*"
In: Schweizerische Ärztezeitung 2012;93:10 https://saez.ch/journal-
file/view/ar-
ticle/ezm_saez/de/saez.2012.16702/dbebe5f454f208f48224c7cd59f9c45d
e48b28fb/saez_2012_16702.pdf/rsrc/jf

bestmögliche Objektivität ausgetauscht. Der Gedanke war bestechend, und er überzeugte. **Leider geschah dasjenige, was die Kritiker gleich zu Beginn ins Feld geführt hatten: Das auf drei Säulen stehende Konzept der Evidenz wurde klammheimlich einsäulig.** Denn weder sammelte man die praktische Erfahrung und wertete sie wie versprochen aus, noch wurden die Präferenzen der Patienten beachtet. Allein Studien, Statistiken und Diagramme bestimmten von nun an die Inhalte. Aus ihnen schlussfolgerte und schrieb man neue, verbindliche Leitlinien und degradierte die Ärzteschaft zu Empfängern dieser Vorgaben. Erfahrene Mediziner blieben trotz dieser Methodenverengung teils fähig, sich den einzelnen Patienten weiterhin als Individuum anzusehen. Jüngere Ärzte aber, die schon in ihrer Ausbildung darauf geeicht worden waren, betrachteten die Leitlinien von vornherein als letzte Wahrheit und setzten diese tendenziell ohne eigene Selbstreflexion um.

Man braucht nicht viel Phantasie, um sich zu verdeutlichen, dass damit die persönliche Verantwortung des Arztes dem Patienten gegenüber gegen Studienaussagen ausgetauscht wurde, deren Zustandekommen zahlreichen und oft wenig durchsichtigen Einflüssen unterliegt. Die medizinische Wahrheit wird sozusagen virtuell aus Zahlen und Diagrammen abgeleitet und damit von der persönlichen Erfahrung des Arztes abgekoppelt. Selbst wenn dieser äußerst verantwortlich für den Patienten das Beste bewirken möchte, kann es ihm passieren, dass man sein Handeln mit dem Argument abqualifiziert, es sei nicht leitliniengerecht gewesen. Mögliche juristische Konsequenzen erzwingen schließlich die Leitlinientreue.

Nun will ich nicht der Beliebigkeit das Wort reden oder die Orientierung an Studien per se in Frage stellen. Das Bemühen um das beste Wissen hatte in der Medizin schon immer höchste Priorität, auch zu Zeiten der angeblich „eminenzbasierten" Medizin. Dass die Studienlage heute durch die internationale Vernetzung eine höhere Qualität bekommen kann, ist unbestritten. Das erste große Problem des Paradigmenwechsels jedoch ist der defacto-Verlust der direkten ärztlichen Verantwortung, denn sie hing ganz wesentlich mit der Aufrichtigkeit seiner Persönlichkeit und dem auf Erfolgen beruhenden Ansehen seiner Tätigkeit zusammen. Beides spielt in der „evidenzbasierten" Medizin kaum noch eine Rolle. Wenn der Patient wegen des Ärztemangels ohnehin kaum noch wählen kann und fast alle Ärzte nach gleichen Mustern handeln, bleiben keine unterschiedlichen Optionen. Weil der Patient die Fachproblematik seiner Krankheiten nicht durchschauen kann, muss er die Bedingungen annehmen, die er vor Ort vorfindet.

Ein zweites Argument der Kritiker, das sich schnell bewahrheitete, ist der gewaltige Einfluss der Profit-orientierung, die auf den Evidenz-Gewinnungsprozess einwirkt, angefangen beim Studiendesign, weiter bei der Auswahl der Experten und des Leitlinienführers, bis hin zur finanziellen Verquickung von Wissenschaftsförderung und Kontrollinstanzen.

Die Vermarktung der Pharmagiganten wäre unprofessionell, würde sie nicht auch noch den Patientenwillen beeinflussen. Er bildet die zweite Bastion neben der der weiterhin kritischen Ärzte, denn zum Ärger der Pharmakonzerne neigt der Mensch weiterhin störrisch dazu, sich im Zweifelsfall lieber auf natürliche Heilweisen verlassen und Nebenwirkungsgefahren aus dem Weg gehen zu wollen. Diese Bastion zu brechen, ist das Metier der Gesundheitssendungen. Durch sie erfährt der Mensch erst, welche Gefahren stets auf ihn lauern können und worauf er sich alles untersuchen lassen muss. **Die Lenkung des Gesundheitsbewusstseins weg von der intuitiven**

Selbsteinschätzung hin zum Gefühl der allseitigen Gefährdung ist das stärkste konsumsteigernde Marketinginstrument. Fear sells.

Ich persönlich bin sozusagen noch ein Dinosaurier in der Hausarztmedizin, der die Leitlinien da befolgt, wo sie ihm schlüssig erscheinen, sie jedoch stets kritisch hinterfragt. Wo die Dinge unklar sind, fühle ich mich herausgefordert, ihnen selbst nachzugehen. Mein Mentor, der großartige Infektiologe Professor Pohle, lehrte uns Assistenten, hinter jedem Fall verberge sich ein Zusammenhang, den es mit kriminalistischem Spürsinn aufzudecken gelte. Wenn wir unser Bestes gegeben hatten, waren wir ermächtigt, zu handeln, auch abweichend von scheinbar unumstößlichen Lehrmeinungen. Eminenzen waren eben nicht nur selbstherrliche Götter in Weiß. Sie konnten auch kundige Führer sein auf dem Weg zum Kern einer Profession, die sich zu nichts anderem verpflichtet fühlt als zu uneigennützigen Schritten auf dem Weg zur Wahrheit.

4. Aufbruch und Ernüchterung

Aufbruchsstimmung nach quälenden Einschränkungen

Nachdem der Lockdown vom Dezember 2020 bis in den Mai 2021 reichte, schien das Ende allen zermürbenden Leides allein von der Quote der neuartigen mRNA-Impfung abzuhängen. Besonders die Älteren hatten sich zuhause selbst isoliert, fieberten der Impfkampagne entgegen und strömten so schnell wie möglich in die Praxen. Die Organisation war für uns eine große Herausforderung, die Telefone standen nicht mehr still, Termine wurden gruppenweise vergeben. Das Besorgen des tiefgekühlten Impfstoffes aus der Apotheke, die Aufbereitung der entsprechenden Menge in der Praxis, das Aufziehen der Spritzen, Aufklärungsgespräche, das Einholen der Einwilligungserklärungen, die Dokumentation, die Abrechnung und schließlich die Kontrolle des Befindens nach der Injektion, die wir auf eine halbe Stunde festgelegt hatten – all das hatte unter den Bedingungen der Sicherheit, der Hygienevorschriften und Infektionsvermeidung zu geschehen, denn parallel liefen ja noch ein lebendiges Infektionsgeschehen und der übliche Arbeitsumfang der Praxis.

Trotz der Belastung war es eine bereichernde Zeit, und gerade der unkonventionelle Ablauf hatte etwas von einer Aufbruchsstimmung an sich. Unsere älteren Patienten drückten nicht selten ihren Dank mit kleinen Gaben aus, wie selbstgebackenem Kuchen und Pralinen. Ich war enorm erleichtert, dass sich keine gravierenden Unverträglichkeiten oder Notfälle ereigneten! Für mich war die Aktion eine selbstverständliche Pflicht für diejenigen, die aufgrund ihres Alters und ihrer Vorerkrankungen als besonders gefährdet galten. In meinem Bewusstsein hatte ich die Aufschlüsselung der Sterbefälle nach Altersgruppen vor Augen. Das Maximum lag bei über achtzig Jahren, der relevante Anstieg der tödlichen Verläufe begann bei etwa sechzig. Ich drängte niemand zur Impfung, sondern respektierte vielmehr den eigenen Willen. Bei jedem Aufklärungsgespräch erklärte ich, dass die Impfstofftechnik völlig neu sei, ich nach den bisher bekannten Informationen für ihre Altersgruppe die Nebenwirkungsgefahren in Relation zum Krankheitsrisiko aber für vertretbar halte. Eine Sicherheit könne ich freilich niemandem geben.

Früh hatte ich entschieden, Jüngeren die Impfung nicht anzubieten, sondern sie allenfalls beim Vorliegen besonderer Gründe auf ausdrücklichen Wunsch hin zu verabreichen. Angesichts der großen Unkenntnis über die möglichen Gefahren des nur bedingt zugelassenen Impfstoffs entsprach dies meinem Verständnis des hippokratischen Handlungsrahmens. Denn ihm ist als Wichtigstes vorangestellt, Schäden zu vermeiden.

Der erste Schock

Nach wenigen Wochen des weltweiten Impfens mit den neuen mRNA-Impfstoffen tropften erste Meldungen von gravierenden Nebenwirkungen ein. Thrombosen, insbesondere eine ausgefallene Variante von ihnen, traten gehäuft auf. In Deutschland wurden nach kurzer Zeit 49 Sinusvenenthrombosen gezählt, oft mit tödlichem Ausgang. Der Impfstoff der Firma AstraZeneca geriet in den Ruf, vermehrt solche Folgen zu verursachen.[16] Nach anfänglichem Herunterspielen dieser Gefahr ließ sich die wachsende Skepsis der Bevölkerung auch dadurch nicht mehr ausräumen, dass sich Politiker demonstrativ vor laufender Kamera damit impfen ließen.

---

[16] Sven Hausen: „*Sinusvenenthrombose AstraZeneca induziert?*" https://www.betaklinik.de/sinusvenenthrombose-astrazeneca-induziert

Am 5. Mai 2021 besuchte ein zweiundsechzigjähriger Patient meine Sprechstunde. Er hatte schon seit vielen Jahren Rezepte für seine blutdrucksenkenden Medikamente aus meiner Praxis abgeholt, benötigte darüber hinaus aber nur sehr selten meine Hilfe. Eine kardiologische Routineuntersuchung hatte ihm im Februar des Jahres eine gute Herz-Kreislauffunktion bescheinigt. Er reichte mir das Entlassungsschreiben des Krankenhauses über den Schreibtisch. Diagnose: Lungenarterienembolie. Bei genauerem Lesen wurde deutlich, dass gleichzeitig mehrfache Thrombosen der Bauchgefäße, insbesondere der Pfortader stattgefunden hatten. Solche komplexen Gerinnungsvorgänge waren mir in den Jahrzehnten meiner ärztlichen Tätigkeit nie begegnet! Nachdem sie sich unter Medikamentengabe aufgelöst hatten, war er nach sechs Tagen mit einem gerinnungshemmenden Medikament entlassen worden. Es plagten ihn leichte Kopfschmerzen, darüber hinaus brachte der genügsame, wohlgemute Herr keine Klagen vor.

Am 9. Mai erreichte mich ein Anruf seiner Ehefrau. Sie sorgte sich bezüglich seiner Kopfschmerzen, die mehr und mehr zunahmen. Ich veranlasste die sofortige Aufnahme in ein anderes Krankenhaus. Da der Patient wegen einer

Phobie keine Magnetresonanztomographie akzeptierte, wurde ein kontrastmittelgestütztes Computertomogramm des Gehirns durchgeführt. Als dieses keinen krankhaften Befund erbrachte, wurde er nach Hause entlassen.

Am 10. Mai bestimmte ich seine Laborwerte. Die Blutplättchen lagen mit 96.000 immer noch niedrig, die D-Dimere, die Bestimmung für Gerinnungsspaltprodukte, lagen anstelle des oberen Normalwerts von 500 bei 1360. Verglichen mit der horrenden Erhöhung beim ersten Krankenhausaufenthalt von 36.000, schienen sie gut zurückgegangen zu sein.

Am Freitag, dem 11. Mai, veranlasste ich wegen nahezu unerträglich werdender Kopfschmerzen erneut ein MRT des Kopfes, das aus dem gleichen Grund wie zuvor in ein Computertomogramm umgewandelt wurde. Vor dem Wochenende erreichte mich noch die zunächst beruhigende Nachricht des Röntgeninstituts, dass auch hierbei keine Erklärung für die Symptome gefunden worden war.

Am Montag darauf rief mich ein neurochirurgischer Oberarzt an. Wegen heftigster Kopfschmerzen war mein Patient am Samstag bei ihm aufgenommen worden. Das notfallmäßig durchgesetzte MRT zeigte eine Sinusvenenthrombose. Trotz umgehender Operation war der Mann am Sonntag verstorben. Die Witwe machte sich heftige Vorwürfe. Die letzten Worte ihres Mannes bei der Einlieferung hatten gelautet: „Sag allen, sie sollten sich nicht impfen lassen!" Ihr Ehemann hatte es nicht gewollt, aber sie hatte ihn aus Sorge um seine Gesundheit dazu überredet, ein Impfzentrum aufzusuchen. Es brauchte mehrere lange Gespräche, ihr zu helfen, dieses schwere Schicksal zu ertragen und die Last ihrer Selbstvorwürfe von ihr zu nehmen. Die statistisch scheinbar doch so beruhigende Seltenheit einer schwersten unerwünschten Impffolge hatte Einzug in meine Praxis gehalten! Das rüttelte mich wach. In der Reflexion des fatalen Ablaufs der Krankheit trotz der Einbindung von Krankenhäusern, der Laborparameter und hochtechnischen Untersuchungen, dämmerte mir, dass ein Problem darin lag, autoimmunologische Phänomene zu unterschätzen. Ein anderes war, dass wir uns auf Untersuchungen wie die Computertomographie verließen, die offensichtlich Durchblutungsstörungen, die im Bett der kleinsten Gefäße, den Kapillaren, ihren Anfang nehmen, schlichtweg nicht erfassen kann. Beides erinnerte an die Besonderheiten des Virus selbst, die den Ärzten auf den COVID-Stationen auch erst mit der Zeit deutlich geworden waren. Wenn also bekannt gewesen wäre, dass schwere Impfnebenwirkungen Ähnlichkeiten mit problematischen COVID-Verläufen haben können, wäre der Patient nach den Lungen- und Eingeweidethrombosen zusätzlich zum Blutverdünnen mit Kortison behandelt und wohl gerettet worden.

Ende Mai wurde ein einundsiebzigjähriger Verwandter meiner Angestellten aus dem Krankenhaus entlassen. Anfang des Jahres hatte man bei ihm einen Lungenkrebs ohne Metastasen diagnostiziert, er war operiert und prophylaktisch am Hirn bestrahlt worden. Zusätzlich zu seiner Behandlung bekam er bei mir Mistelspritzen. Ich kannte ihn als einen wenig krank wirkenden, stets gut gelaunten, freundlichen Patienten. Meine medizinische Fachangestellte flehte mich geradezu an, etwas für ihren Verwandten zu tun. Vor kurzem sei er in einen Dämmerzustand verfallen, esse und trinke kaum noch und würde wohl bald sterben. Im Krankenhaus habe man ihn gründlich auch mittels MRT untersucht, jedoch keine Ursache finden können und ihn nach Hause entlassen. Es wurde vermutet, die vor Monaten durchgeführte Hirnbestrahlung habe diesen Zustand verursacht.

Mit dieser Erklärung wollte ich mich nicht zufriedenstellen. Ich forschte nach anderen Ursachen und recherchierte, dass der Mann am 6. Mai 2021, also zwei Wochen vor der Krankenhausaufnahme, mit *Comirnaty*, dem Impfstoff von Biontech, in unserer Praxis geimpft worden war. In der unsicheren, jedoch verzweifelten Lage entschloss ich mich, ihm probeweise hochdosiertes Kortison zu geben. Nach drei Tagen überraschte mich der Patient mit einem Besuch in meiner Praxis. Wie durch ein Wunder war er am Tage zuvor aufgestanden, trank und aß wieder und wurde allmählich klarer in seinem Denkvermögen. Die Behandlung mit *Prednisolon* war ein Volltreffer! Offensichtlich hatten als Impfnebenwirkung autoimmunentzündliche Prozesse im Gehirn stattgefunden, die für ihn lebensbedrohlich wurden und sich mit einem Billigmedikament unmittelbar stoppen ließen. Der Verlauf der Laborwerte stützte meine Vermutung. Zwölf Tage nach der Impfung, am 18. Mai, hatten wir die D-Dimere mit 1629 bestimmt. Unter der Kortisontherapie waren sie am 11. Juni leicht gesunken. D-Dimere sind Spaltprodukte aus Gerinnungsvorgängen, die auf Auflösungsversuche von Thromben schließen lassen. Als die Behandlung am 1. Juni endete, ging es ihm zunächst besser, nach kurzer Zeit verfiel er jedoch wieder in einen Verwirrtheitszustand und Schwäche. Zum 1. Juli waren die D-Dimere wieder auf 3564 angestiegen. Erst die zweite, nun längere Kortison-Therapie, erbrachte eine stabile Besserung. Am 4. Oktober bestimmten wir die D-Dimere mit 1004 auf ihrem niedrigsten Stand.

Da meine Neugier geweckt war, bestimmte ich nun bei allen Patienten, die ich sechs Wochen zuvor geimpft hatte, vor der zweiten Injektion die D-Dimere und die Thrombozyten. Von 44 Personen hatten 16 erhöhte D-Dimere, wenn man die Toleranzbreite bis zum Wert 500 ansetzt. Der Höchstwert lag bei 3814. Laut Labor liegt der absolute Normalwert bei unter 220. Nimmt man diesen Wert als Maßstab, lagen 30 Untersuchte darüber. Das Merkwürdige war, diese Patienten hatten keine Beschwerden, und die Thrombozytenzahlen waren normal. Obwohl also kein massiver Verbrauch der Blutplättchen auf eine akute außergewöhnliche Gerinnung hinwies, ließen die Laborwerte vermuten, dass sich bei den Patienten möglicherweise anhaltend und unterschwellig Mikrothromben bildeten.

Ich konnte etwas nicht nachvollziehen:

Warum wurde die Impfkampagne seitens der Regierung und der medizinischen Wissenschaften nicht durch sorgfältige Untersuchungen und Studien auf mögliche Nebenwirkungen begleitet? Es bedeutet doch eine unglaubliche Verantwortung, Millionen Menschen, ja sogar der gesamten Bevölkerung unseres Landes, eine neue, in die Abläufe der Zellfunktion eingreifende Substanz, dem Boten genetischer Information mRNA, zu verabreichen?

Es fehlten Kohortenstudien, die Unterschiede zwischen Geimpften und Ungeimpften nicht nur bezüglich der Infektionsverläufe, sondern vor allem auch aller wichtigen Gesundheitsparameter untersuchten. Was veränderte sich in den Laborwerten der Geimpften, was im Immunsystem? Welche Studien konnten eine hundertprozentige Sicherheit geben, dass nicht wider Erwarten doch Umschreibungen in die DNA stattfinden können? Was sagten die Routinedaten der Krankenversicherungen über Auffälligkeiten der Inanspruchnahme von Gesundheitsleistungen im zeitlichen Zusammenhang mit den Impfungen? Warum stießen lediglich einzelne der 45.000 Hausärzte durch Eigenrecherche auf Auffälligkeiten im Gerinnungssystem? Die sogenannten Sicherheitsberichte des *Paul-Ehrlich-*

Instituts beruhigten mit der von ihr berechneten Nebenwirkungsquote von 0,02 pro 1000 Geimpfter die Mehrzahl der Menschen und ließen die anfänglich große Skepsis schwinden. Wenig bekannt war jedoch, worauf diese Zahl beruhte – einzig und allein auf der spontanen Bereitschaft, unerwünschte Wirkungen auch tatsächlich zu melden, von der Fachkreise wissen, dass sie bei Arzneimitteln nur 5 bis 10 Prozent der tatsächlichen Vorkommnisse widerspiegelt. Hier kam erschwerend hinzu, dass wegen der unerprobten Technik neuartige Nebenwirkungen auftreten konnten, die bisher nicht bekannt waren und deshalb auch nicht gemeldet wurden. Die Narkolepsie als Nebenwirkung der Schweinegrippe-Impfung war 2010 auch erst am Ende der Impfkampagne, und das nur im Ausland, wahrgenommen worden.

Unter dem von Politik und Medien getragenen Erfolgsdruck der Impfkampagne schien die Fachwelt an einer Realitätswahrnehmungsstörung zu leiden, die zum weitgehenden Verzicht auf die gängigen Sicherheitsprüfungen führte.

Die Suche nach objektiver Berichterstattung

Ende Juli rief mich ein Redakteur einer Berliner Tageszei-
tung im Urlaub an und fragte, ob ich eine Gegenposition
zur Freigabe der mRNA basierten Impfstoffe für Kinder
schreiben wolle. Ein Jahr zuvor hatte ich mit ihm einen re-
gen argumentativen E-Mail-Austausch bezüglich der
Corona-Politik gehabt. Er hatte auf ein Schreiben reagiert,
in dem ich die Kündigung meines dreißigjährigen Abonne-
ments der Zeitung damit begründete, dass die Berichterstattung den journalistischen Grundsatz vermissen lasse,
gegensätzliche Positionen zu Wort kommen zu lassen. Ich
empfand, man wolle die Leser durch Tendenziösität zu einer bestimmten Haltung drängen. Ich rechnete es diesem
Redakteur hoch an, dass er sich im persönlichen Austausch meiner herben Kritik an seinem Blatt stellte. Vielleicht wollte er mir auch zeigen, dass sein Blatt doch
Gegenpositionen zulässt. Jedenfalls nutzte ich die Gelegen-
heit, meine Kritik öffentlich zu machen. Ich zitiere aus meinem Beitrag:

„Im Falle Älterer und Vorerkrankter überwiegen
meist die Vorteile, denn die Covid-19-bedingten

Todesfälle ereigneten sich zu über 80 Prozent in den höchsten Altersgruppen. Dass Jüngere sehr viel seltener schwer an dem Virus erkranken, hängt auch mit der Kreuzimmunität zusammen, die durch Kontakte mit den früheren endemischen Coronaviren entstanden ist. Besonders Kinder und Personen mit viel Publikumskontakten verfügen überwiegend über solche Antikörper im Blut und in den Abwehrzellen. Es gibt weder eine absolute Sicherheit, eine natürliche Infektion ohne Komplikationen zu überstehen, noch gibt es eine solche bei der Impfung. Schwere Impfnebenwirkungen treten laut Paul-Ehrlich-Institut in 0,2 auf eintausend Impfdosen auf, also in 400 Fällen bei einer Million zweifach Geimpften. Da während der Pandemie in ganz Deutschland mit der Anzahl von kaum zwei Handvoll Kindern und Jugendlichen die Sterbeziffer fast zu vernachlässigen war, andererseits aber bei 14 Millionen in dieser Altersgruppe mit 5600 schweren Nebenwirkungen einschließlich Todesfällen zu rechnen wäre, halte ich eine Impfung in diesem Alterssegment für ethisch nicht tragbar. Die Corona-Impfung kann nur eine Individualvorsorge

38

und kein Bevölkerungsschutz sein. Dass eine ‚Herdenimmunität' über Durchimpfung nach Ansicht erfahrener Virologen wegen der begrenzten Impfstoffwirksamkeit und der Mutationsneigung des Erregers illusorisch ist, bestätigt sich gerade im ‚Impfmusterland' Israel. Eine aufgeklärte und rational handelnde Gesellschaft muss der Wissenschaft Raum für ein von sachfremden Interessen freies Erkenntnisstreben lassen. Das Impfthema darf nicht ideologisiert werden. Über seine Gesundheit selbst zu entscheiden, gehört zu den wesentlichen Grundrechten unserer Demokratie. Kurzfristige Einschränkungen sind bei akuter und unmittelbarer tödlicher Gefahr gerechtfertigt. Dieser Zustand ist längst nicht mehr gegeben. Politiker mögen politische Ziele verfolgen. Ärztliche Ethik ist aber nicht ihre Sache." [17]

Dass ein dermaßen unerprobtes Arzneimittel flächendeckend an Kinder verabreicht werden solle, hatte mich zutiefst schockiert und mir schlaflose Nächte bereitet. Auf meiner Suche nach einem offenen journalistischen Aus-

---

[17] Erich Freisleben: In: Der Tagesspiegel, 27.07.21

tausch über die Corona-Politik hatte ich inzwischen die Frankfurter Rundschau abonniert. Aus früherer Zeit hatte ich sie als kritisches, linksliberales Blatt in Erinnerung. Leider erlebte ich auch hier ein Déjà-vu: Die Kinderimpfungen wurden weitgehend kritiklos befürwortet.

Eine Kolumne von Richard Meng, der der Zeitung als Kuratoriumsvorsitzender einer Stiftung verbunden ist, die einen „engagierten, der Demokratie und sozialen Gerechtigkeit verpflichteten Journalismus" fördern will, rügte die *Ständige Impfkommission* (STIKO) dafür, dass sie zögere, den Wünschen der Politik nach wissenschaftlicher Absegnung von Kinderimpfungen nachzukommen. Aus meinem Leserbrief, mit dem ich mich ebenfalls vom Abonnement dieser Zeitung verabschiedete, zitiere ich:

„Über welch besseres Wissen bezüglich Nutzen-Schaden-Relation, Pharmakinetik, Pharmakodynamik, Toxizität, Meldefrequenz von schweren Nebenwirkungen, Wechselwirkungen mit anderen Arzneimitteln und Krankheiten, Autoimmunität, Kanzerogenität usw. verfügen denn Druck machende Politiker und Herr Meng? Sollen die Eltern von 14 Millionen gesunden Kindern und Jugendlichen, die laut PEI bei 14 Mio. Erwachsenen statistisch zu erwartenden 5600 schweren Neben-wirkungen einschließlich Todesfällen ohne nennenswerte Selbstgefährdung für eine illusionäre ‚Herdenimmunität' in Kauf nehmen? Haben die Kinder in den Lockdowns nicht schon genug gelitten, bis die Alten und Gefährdeten geimpft wurden? Wenn ideologisch aufgeheiztes Agitieren einen wissenschaftlich sorgfältigen Diskurs ersetzen soll, bewegen wir uns moralisch dahin, wo wir mit der Verschwisterung des Sozialdarwinismus und der Politik und dem Primat einer ‚Volksgesundheit' zulasten der Schwächsten schon einmal waren. Als zweiundsiebzig Jahre alter Hausarzt, der während der gesamten Corona-Zeit seine Patienten versorgte und der seine medizinhistorische Dissertation einst über die Rassenhygiene und die Rassenideologie in der Weimarer Zeit verfasste, bin ich über den Verlust eines vorurteilsfreien und breiten wissenschaftlichen Diskurses in allergrößter Sorge." [18]

---

[18] Erich Freisleben: In: Frankfurter Rundschau 14.08. 2021.

Ich war journalistisch heimatlos geworden. „Der Tagesspiegel" und die „Frankfurter Rundschau" hatten mich
enttäuscht. Wenige Blicke in die „Süddeutsche Zeitung"
hatten mich davon überzeugt, dass auch hier kein wirklich
kritischer Diskurs mehr stattfand. Da ich schon seit Jahrzehnten privat auf einen Fernseher verzichtet hatte, war
ich gottlob von dieser Informationskulisse abgekoppelt.
Das, was ich aber an Auszügen vom fernsehtäglichen
Angstschüren der Bevölkerung im Internet mitbekommen
hatte, bestätigte mich darin, dass es klug war, sich einer
solchen Massensuggestion zu entziehen. Nicht ohne Weh-
mut verabschiedete ich mich auch von „Radio Eins", dem
Sender, dem ich vor Corona die qualitativ beste Information zugetraut hatte. Auch hier trennte ich mich mit einer
E-Mail, in der ich meiner Enttäuschung über die kritiklose
Übernahme von Regierungspropaganda Ausdruck verlieh.
Diesen Sender kann ich bis heute ob des Versagens der Intellektualität nicht mehr einschalten. Aus meiner Sicht hat
Intellektualität die Aufgabe, durch kluges, kritisches Ringen den Weg des kollektiven Bewusstseins voran zu leuch-
ten. Verfehlt sie diese Mission, wird sie zur Selbst-
befriedigung, die weniger flinke Denker nur umso mehr in
Verwirrung bringt.

Die Welt hatte sich verkehrt: Die kritische Links-Liberalität schien sich in Positionen verbarrikadiert zu haben, die eher auf der Linie derer lagen, die sie bisher kritisiert hatten. In der Pandemie wurden Pharmagiganten, Gentechnologiepropheten und die Globalisierungsgewinner plötzlich zu Heilsbringern, während deren Kritiker ins Lager der „Rechten", der „Schwurbler" und der „Unsozialen" gestellt wurden. Mein bisheriges Bekenntnis zu den Printmedien und der öffentlichen Finanzierung der Seh- und Hörmedien machte der nüchternen Einschätzung Platz, dass ihre Förderung nicht mehr für Lauterkeit und Vielfalt sorgte. Eher widerstrebend wurde das Internet zu meiner Quelle der Meinungsvielfalt.

So hatten mich auch erst Einzelberichte aus vermeintlichen „Verschwörer-Kreisen" auf die Idee gebracht, in Bezug auf den genannten tödlichen Verlauf meines Patienten und auf die wundersame Besserung des kraftlosen Krebspatienten eigene Untersuchungen anzustellen. Mein Vertrauen in die Politik und die amtlichen Kontrollgremien schwand zusehends. Als nun den offiziösen Aufforderungen folgend immer häufiger jüngere Menschen die Impfung wünschten, begrenzte ich selbst das Impfen gegen

Corona noch strikter auf die vulnerablen Altersgruppen und stellte die Indikation bei Vorerkrankungen strenger.

Anfang September rief mich mein Praxiskollege zur Untersuchung einer Patientin hinzu. Eine Siebzehnjährige, begleitet von der besorgten Mutter und ihrem Bruder, saß apathisch zusammengesunken auf der Untersuchungsliege. Sie hatten bereits in einer Erste-Hilfe-Stelle wegen dieses offensichtlich sehr beeinträchtigten Gesundheitszustands vorgesprochen und waren nach Hause geschickt worden. Die rechte Gesichtshälfte war gelähmt, der rechte Arm und das rechte Bein seien schwach und fühlten sich taub an. Starke Kopfschmerzen plagten die junge Frau, sie war über mehrere Tage hinweg immer weniger ansprechbar geworden. Die Mutter berichtete, dass ihre Tochter vor zwei Wochen dem ständigen Drängen auf Impfung ihrer Ausbilderin zur medizinischen Fachangestellten nachgegeben und von ihr schließlich den Biontech-Impfstoff *Comirnaty* erhalten hatte. Die Untersuchung bestätigte eine muskuläre Schwäche auf der rechten Körperhälfte. Ich gab ihr ohne Zögern eine hohe Dosis Kortison und vermittelte sie noch am gleichen Tag in eine radiologische Praxis zu einer MRT-Untersuchung des Kopfes. Der Befund erklärte das schwere Krankheitsbild nicht. Unter den

Laborwerten waren der Immunstatus und die antinukleären Antikörper auffällig.

Als sich der Zustand nach zehn Tagen Kortison-Therapie noch kaum gebessert hatte, wies ich die junge Frau in die neurologische Abteilung der Universitätsklinik ein. Wie mir der Bruder später berichtete, hatte sich bereits der Krankentransporteur mit Blick auf mein Einweisungs-formular echauffiert, wie der Doktor darauf käme, Impf-nebenwirkungen zu schreiben? Die gäbe es ja gar nicht, der hätte wohl keine Ahnung. In der Ersten Hilfe erlebte die junge Frau Ähnliches. Der Neurologe riet ihr, sie solle sich keine Nebenwirkung einreden. Wenn sie aufgenommen werden wolle, müsse sie sich als erstes einer Lumbalpunktion unterziehen. Als sie dann kollabierte, wurde ihr dies als Psychoreaktion ausgelegt. Die Patientin wollte daraufhin nur wieder nach Hause gebracht werden. Im Bericht des Krankenhauses stand kein Wort von einer Impfung. Die Verdachtsdiagnose lautete „Dissoziation", also eine psychogene abnorme Körperreaktion.

Gottlob hatte das Kortison in den folgenden Tagen eine kontinuierliche Besserung erbracht. Am vierzehnten Krankheitstag lautete der Eintrag der Krankenakte:

„Der Zustand der Pat. hat sich deutlich gebessert. Missempfindungen im rechten Arm und Schwäche von Arm und Bein gebessert, dadurch auch Gehfähigkeit besser. Kopfschmerzen besser, Denken ist klarer. Pat. berichtet: retrospektiv hat sie kaum Erinnerung an den Symptombeginn, hat sich ‚wie eine Leiche' gefühlt."

Gegen Ende Oktober stand die junge Patientin wie ein anderer Mensch vor mir. So viel Aufgewecktsein und Fröhlichkeit hatte ich bei der Frau gar nicht erwartet, die vor dem Ereignis zuletzt als Kind in meiner Sprechstunde gewesen war.

Die Alleingelassenen

Eine verkehrte Realität

Der Krankheitsverlauf dieser so jungen Frau und seine Begleitumstände hatten nicht nur mich aufgewühlt. Auch mein Kollege, der mich zu Beginn zu diesem Fall hinzugezogen hatte, vermochte seine Tränen nicht zu verbergen, als wir darüber sprachen. Warum konnte die Patientin, die gerade erst in der Erwachsenenwelt angekommen war, so schwer an einer Impfung erkranken, die sie schützen sollte? Warum wollten weder der Krankentransporteur noch die erfahrenen Ärzte in der Ambulanz den Zusammenhang mit der Vakzination in Betracht ziehen? Warum stellten Kollegen dafür eine Psychoreaktion in den Raum, obwohl die Gesichtslähmung und sogar die von mir dokumentierten antinukleären Antikörper eindeutig auf einen somatischen Vorgang hinwiesen? Warum waren solche Vorgänge in keiner medizinischen Publikation beschrieben? **Wir fühlten uns wie in einer verkehrten Realität. Wir sahen etwas, von dem andere nichts zu bemerken schienen! Erschrecken, Wut und ungläubige Trauer wechselten sich ab.**

Was ich sah, war so extrem, dass es mich vollends zur kritischen Wachsamkeit aufrief. Ich fühlte die Pflicht, Zeugnis abzulegen über etwas, das offensichtlich kaum jemand sehen wollte, der nicht selbst betroffen war. Es erinnerte mich daran, wie ich als Jugendlicher meinen Eltern vorgeworfen hatte, sie hätten während der nationalsozialistischen Herrschaft offensichtliche Widersprüche und Ungerechtigkeiten nicht wahrnehmen wollen. Ich hatte ja nicht an ihrer menschlichen Haltung im Allgemeinen gezweifelt, denn ich hatte sie ja als fürsorgliche Eltern und sozial eingestellte Mitbürger erfahren. Es war vielmehr

die Tatsache, dass sie eine gesellschaftliche Ungeheuer-
lichkeit nicht haben erkennen können oder wollen. Ich
fühlte seitdem eine tiefe innere Verpflichtung, immer zu
denjenigen zu gehören, die hinschauten und Zeugnis über
das Wahre ablegten.

Am 23. September 2021 sandte ich eine E-Mail an das Sek-
retariat der *Arzneimittelkommission der Deutschen Ärzteschaft* und an die Pharmakovigilanz des *Paul-Ehrlich-
Institutes* (wenn Sie als Nichtmediziner auch die fachlichen Inhalte nicht erfassen können, so mögen Sie vielleicht doch eine Ahnung von der Komplexität der Materie
mitnehmen):

*„Betreff: Hausärztlicher Erfahrungsbericht über Ne-
benwirkungen von Covid-19-Impfstoffen*

Sehr geehrte Damen und Herren,
*anbei sende ich Ihnen eine zusammenfassende Ana-
lyse von 20 Fällen von Nebenwirkungen der Covid-
19-Impfstoffe. Die im Anhang befindlichen Falldoku-
mentationen habe ich Ihnen gemeinsam mit den
UAW-Meldungen bereits zugesandt und nur der
Transparenz wegen noch einmal angefügt.*

Bitte beachten Sie meine Anhänge „Covid Impf-nebenwirkungen in der Praxis" und „Mappe 1". In ihnen habe ich die Symptomatik, die Laborcharakteristika und die Behandlungserfolge dokumentiert. Aus meinen Erfahrungsberichten ergeben sich in meinen Augen Konsequenzen für Diagnostik, Therapie und wissenschaftliche Erforschung von Nebenwirkungen der genetischen Impfstoffe.

Mit freundlichen Grüßen
Dr. med. Erich Freisleben

<u>*Mail-Anlage 1:*</u>
Erfahrungsbericht aus meiner Praxis im Zusammenhang mit Nebenwirkungen von genetischen Impfstoffen gegen Sars-2 Covid-19, vorrangig zur Verwendung in medizinischen Fachkreisen.

(Hier folgen nur einige Auszüge aus der Anlage. Das gesamte Dokument einschließlich Anlagen befindet sich wegen seines Umfanges auf meiner Homepage www.erichfreisleben.de)

Auszüge:

Das vielfältige Symptombild umfasst folgende Beschwerden:

Müdigkeit, bis extreme Müdigkeit mit Hauspflege oder Bettpflichtigkeit, Atembeschwerden, vor allem bei Belastung, Kreislaufinstabilität, ungewohnt heftige Kopfschmerzen, außergewöhnlicher Schwindel, kutane Schwellungen, Herzsensationen (Tachykardie, Herzklopfen, Herzstolpern), thorakales Druckgefühl, Übelkeit/Magen-Darm-Beschwerden, Muskelverkrampfungen, uncharakteristische soma-tosensible Phänomene: Brennen, Pieken, Taubheit, Schmerzen, Sehstörungen, Geschmacksverlust (2x), Lichtempfindlichkeit, Geräuschempfindlichkeit, psychisch-mentale Veränderungen, Verwirrtheit, Schlafstörungen, innere Unruhe, Hauteffloreszenzen, ungewöhnliche Menstruationsbeschwerden.

Die Häufigkeit der Beschwerden, die Therapieergebnisse und die parallel festgestellten bedeutsamen Laborparameter entnehmen Sie bitte der beigefügten Exceltabelle. Die Verlaufsbeschreibungen sind ebenfalls anonymisiert einsehbar.

Die genannten Beschwerden waren weder vor der Impfung, noch sonst aus der Anamnese bekannt oder zu erklären. Differentialdiagnostisch wurden jeweils akute Erkrankungen einschließlich Infekte, rheumatologisch-immunologische Krankheiten, neurologische Erkrankungen und vor allem psychosomatische Reaktionen ausgeschlossen. Teilweise ließen sich Erhöhungen der D-Dimere bis zur fünffachen Norm feststellen ohne Anhalt für eine Makrothrombose oder Makroembolie. (Dieser Befund wurde bei einem Screening von 60 Geimpften vor der zweiten Comirnaty-*Impfung bei mehr als der Hälfte der Fälle gefunden, meist jedoch ohne weitere erkennbare Symptome.) Dabei waren CRP und Thrombozyten in der Regel nicht auffällig.*

Die Ansprechbarkeit auf die Steroidtherapie korrelierte nicht streng mit auffälligen Laborbefunden. Wenn D-Dimere und CRP jedoch erhöht waren, normalisierten sich die pathologischen Werte unter dieser Therapie zuverlässig.

..

Geradezu pathognomonisch für das beschriebene Post-Impf-Syndrom ist ein Missverhältnis zwischen der hohen subjektiven Beeinträchtigung und den objektivierbaren Parametern wie Sauerstoffsättigung, elektrokardiographische Abweichungen und verlässliche Laborbefunde. Dadurch besteht eine große Gefahr, das Syndrom zu übersehen oder als psychosomatisch zu missdeuten. Erst das prompte Ansprechen auf die Steroidtherapie bringt in solchen Fällen dann Klarheit.

Die Covid-Vakzin-induzierten Beschwerdebilder ähneln auffallend der Post-Covid-Symptomatik. Bemerkenswert in diesem Zusammenhang war das zweimalige Auftreten von Geschmacksstörungen als Impfnebenwirkung. Diese Beobachtung stellt meines Erachtens in den Raum, ob Spike-spezifische Folgewirkungen des Erregers genauso wie die des Vakzins ähnliche Symptome hervorrufen können. Daher wäre die Dauer des Verbleibes von impfinduzierten Spikepeptiden im Körper genauer zu erforschen.

....

Sämtliche Nebenwirkungen wurden, urlaubsbedingt teils verspätet, bereits an das PEI *und die* Arzneimittelkommission der Deutschen Ärzteschaft *gemeldet. Die Verlaufsbeobachtungen der anonymisierten Fälle befinden sich für medizinische Institutionen in den Anlagen.*

In Anbetracht der vorläufigen Anzahl von 20 gravierenden Nebenwirkungen durch Covid-19-Impfungen, die innerhalb weniger Monate in meiner hausärztlichen Doppelpraxis aufgefallen sind und der Annahme, dass das bunte Be-schwerdebild zum Teil nicht nur in Hausarztpraxen, sondern auch bei Fachärzten vorstellig wird, kann bei einer Zahl von 45.000 Hausärzten und ca. 120.000 niedergelassenen Ärzten insgesamt von einer Unterberichtserstattung schwerer Nebenwirkungen nahe einer sechsstelligen Höhe ausgegangen werden. Da ein Großteil durch Kortison-Behandlungen erheblich gebessert werden kann, hoffe ich, mit meinem Erfahrungsbericht beitragen zu können, dass erstens die Zusammenhänge systematisch erforscht werden und zweitens die Kolleginnen und Kollegen für die Thematik unerwünschter Impfnebenwirkungen und deren Behandlungsoption sensibilisiert werden.

Dr.med. Erich Freisleben
Facharzt für Innere Medizin -Hausarzt-

(Anmerkung: Die entsprechenden Auswertungen und Tabellen finden Sie auf meiner Homepage.)

Auf meinen Brief erhielt ich weder eine Eingangsbestätigung noch eine Antwort. Viele Stunden hatte ich für die offiziellen Meldungen, die Zusammenfassungen und

Tabellenerstellung meiner Familie und meiner wenigen Freizeit weggenommen, unentgeltlich natürlich. Das Komplexbild einer bisher nicht bekannten Form von Impfnebenwirkungen blieb aus der öffentlich-wissenschaftlichen Wahrnehmung verbannt. Als ein sehr guter Bekannter wiederum seinem Bekanntenkreis von meiner Arbeit an Impfschäden berichtete, meldete er mir dessen Reaktion zurück, die angesichts der Berichterstattung der Leitmedien und der Ignoranz des offiziell dafür zuständigen Instituts eigentlich kaum verwundern dürfte. „Dieser Arzt dort in Berlin", hieß es, der habe doch nur „seine Chance erkannt" und „locke" nun eine Menge Leute in seine Praxis, um ihnen „einzureden", dass ihre gemischten Beschwerden von der Impfung stammen, um „daraus Profit zu schlagen". Diese Sichtweise eines fernen, nicht von Nebenwirkungen betroffenen Menschen spiegelt geradezu die auf vielen Kanälen herbeigeredete verkehrte Realität wider. Der ganz normale Bürger vermutet ein „Profitstreben" nicht mehr bei milliardenschweren, börsennotierten

Pharmakonzernen, sondern eher in einer Hausarztpraxis im Berliner Kiez. [19]

Am 1. Oktober 2021 holte ich eine neue Patientin aus dem Warteraum ins Sprechzimmer. Sie richtete sich mühsam vom Stuhl auf, stürzte jedoch prompt auf den Boden, weil ihre Beine versagten. „Das ist genau mein Problem", sagte sie, als sie mit Unterstützung zu mir hineinkam. Zwei Wochen nach ihrer zweiten Impfung mit *Comirnaty* von Biontech hatte sie Missempfindungen in den Füßen verspürt. Dann ließ allmählich die Kraft ihrer Beine nach. Ihr Hausarzt schickte sie zum Neurologen. Dieser wies sie mit der Verdachtsdiagnose „Guillain-Barré-Syndrom" in eine neurologische Abteilung ein. Nach gründlicher Untersuchung wurde sie mit der Diagnose „Polyneuropathie unklarer Ätiologie mit leichten Lähmungen" entlassen. Die vorangegangene Impfung fand im Entlassungsbericht keine Erwähnung. Nun wussten Neurologe und Hausarzt auch keinen anderen Rat, als das vom Krankenhaus empfohlene Medikament *Pregabalin* zu verordnen. Das Guillain-Barré-

---

[19] Siehe Dokumentation von 200 Impfnebenwirkungen, die einschließlich der Meldung 150 unbezahlte Arbeitsstunden kosteten, niedergelegt auf Homepage www.erichfreisleben.de

Syndrom ist eine schleichend zunehmende, von den Füßen beginnende Lähmung, die allmählich die gesamte
Körpermuskulatur erfasst und begleitend auch Gefühls-
störungen verursacht. Die gefürchtete schnelle Verlaufs-
form kann rasch zur Atemlähmung führen, die langsamere
chronische Variante entwickelt die gleichen Lähmungen
über mehrere Monate und spricht im Unterschied zur ersten oft gut auf Kortison an. Die Krankheit ist nicht häufig
und gilt als bekannte Komplikation nach Impfungen. Das
vom Krankenhaus empfohlene Medikament eignete sich
allenfalls zur symptomatischen Linderung von Gefühlsstörungen, keinesfalls jedoch gegen die viel schlimmeren
Lähmungen.

Die deutsche hochtechnisierte Medizin schien Kopf zu stehen. Das wesentliche Detail des Impfzusammenhangs war
verschwiegen worden, die Entlassungsdiagnose lediglich
eine verschwommene Aufzählung von Symptomen. Der
niedergelassene Neurologe hielt seinen anfänglichen,
richtigen Verdacht nun für erledigt. Mit anderen Worten:
Man hatte die Krankheit ungestört ihrem destruktiven
Verlauf überlassen. Ich unternahm zwei Versuche, die
Frau in andere renommierte Fachabteilungen einzuwei-
sen. Jedes Mal bezog man sich darauf, dass schon eine

stationäre Diagnostik gelaufen sei. Der Impfzusammen-
hang wurde jeweils ignoriert. So war ich mit dem Problem
auf mich allein gestellt. Die von mir bestimmten Laborwerte wiesen eindeutig auf den Zusammenhang mit der
Impfung hin. Die D-Dimere waren über das dreifache der
Norm erhöht, der Immunstatus zeigte in ausgeprägter
Form den beschriebenen Mangel an T8-Zellen und zytotoxischen Zellen.

Wegen einer unpassenden Entlassungsdiagnose musste
ich also eine krankenhauspflichtige Krankheit ohne juristische Absicherung ambulant behandeln. Ich erinnerte
mich an drei Guillain-Barré-Fälle während meiner Ausbil-
dungszeit in der Infektiologie. Ein Fall brauchte zur Regeneration einen einjährigen stationären Aufenthalt, bei
dem die Beweglichkeit und Muskelkraft begleitend zur
hochdosierten Kortison-Therapie täglich geübt wurden.
Und ich dachte an meinen Chefarzt, der uns Assistenten
ermächtigte, das Risiko einer Behandlung mit Einver-
ständnis des Patienten zu tragen, wenn wir uns mittels akribischer Anamnese und Untersuchung sowie objektiver
Befunde unserer Sache sicher waren. Abstrakte juristische
Bedenken durften damals keine Rolle spielen, wenn es um
das Wohl des Patienten ging.

Inzwischen reichten die Lähmungen und Gefühls-störungen der Patientin schon bis zu den Armen und Händen. Ich richtete eine häusliche Krankenpflege ein und verordnete über einen längeren Zeitraum hochdosiertes Kortison, das nur sehr langsam nach wöchentlicher Absprache reduziert wurde. Nach einer quälenden Zeit von drei Wochen zeigten sich die ersten Erfolge der Behandlung. Die Patientin konnte die Hände wieder gebrauchen. Nach vier Wochen drängte die Krankenkasse darauf, die häusliche Krankenpflege zu beenden, da sie ja nur für kurze Zeit eine Krankenhausbehandlung ersetzen solle. Bei den Überprüfungen der Sache durch den medizinischen Dienst stand wieder die falsche Entlassungsdiagnose der Fachabteilung im Weg, gegen die die Einschätzung eines Hausarztes wenig Überzeugungs-kraft hatte. Nach fünf Wochen der Behandlung konnte die Patientin zuhause schon ohne Hilfe einige Schritte laufen. Die angebrachte, intensive krankengymnastische Betreuung konnte ich ihr jedoch nicht im erforderlichen Maß zukommen lassen. Deshalb brachte ich sie über Kollegenkontakte auf einer geriatrischen Abteilung unter. Von dort wurde sie leider wieder in die ursprüngliche neurologische Abteilung wegen fehlender eigener neurologischer Kompetenz weitergeleitet.

Immerhin erhielt sie von nun an eine intensive Kranken-
gymnastik und schließlich auch eine Rehabilitationskur.
Das Kortison wurde jedoch, auf der ersten Diagnose beste-
hend, bald abgesetzt und eine Muskelbiopsie für ein Jahr
später in einer Spezialambulanz vereinbart. Nach dem
Kuraufenthalt, der die Muskulatur etwas gestärkt hatte,
nahm ich die Kortison-Therapie wieder auf, denn die Störung der Empfindungswahrnehmung und des Tastsinns
waren so stark geworden, dass die Frau beim Griff in ihre
Handtasche die Gegenstände nicht mehr identifizieren
konnte. Kurz vor Drucklegung dieses Buches besuchte
mich die Frau in meiner Sprechstunde. Sie konnte wieder
ohne Gehhilfe laufen, die Gefühlsstörungen hatten sich nahezu vollständig gebessert. Die zu Beginn im Krankenhaus
wohl aus unbewusster oder bewusster Verleugnung des
Impfzusammenhangs falsch etikettierte Krankheit hatte
bis heute offiziell nicht ihre wahre Diagnosebezeichnung
bekommen.

Dieser Verlauf zeigt eindrücklich, was geschieht, wenn aus
ideologischen Gründen etwas nicht sein darf, was es in
Wirklichkeit ist. Mir hat es dazu noch demonstriert, was
die Abkehr von der Eigenverantwortung hin zu vorrangig

juristischen Erwägungen im ärztlichen Denken und Handeln bewirkt hatte.

Wenn der Evidenzbegriff, an dem man sich heute festhalten soll, wegen versteckter Interessen versagt, kann die ethische Verantwortung des Behandlers dies kaum noch korrigieren. Dann werden auch gut informierte Mediziner leicht zu willigen Befehlsempfängern.

Das Impfen als Kulturkampf

Nach kurzer Zeit hatte ich fast dreißig schwere Nebenwirkungen im Zusammenhang mit den auf die Zellfunktion wirkenden COVID-Impfstoffen gesehen. Inzwischen erfasste ich die Charakteristik des neuen bunten Symptomkomplexes oft schon nach den ersten Schilderungen der Patienten. In den vierzig Jahren ärztlicher Tätigkeit war ich mit schätzungsweise dreißigtausend unterschiedlichen Patienten befasst. Im Kontrast dazu waren mir nach den Jahrzehnten als Hausarzt lediglich fünf anhaltende Gesundheitsstörungen infolge einer Impfung in Erinnerung geblieben. Das Impfen gehörte von jeher zu meinen selbstverständlichen und alltäglichen Tätigkeiten, immer jedoch begleitet von gründlichem Aufklären und Abwägen der Notwendigkeit.

Das Verhältnis der Menschen zu Impfungen hatte sich über die Zeit, die ich persönlich überblicke, gewandelt. Gegen Pocken, Tetanus und Polio waren schon früher alle geimpft worden. Bei Kinderkrankheiten steckten die Mütter meiner Kindheit sogar manchmal die Geschwister zusammen in ein Bett, damit sie die Symptome möglichst zeitnah gemeinsam durchmachten und danach immun waren. An meine Masernerkrankung kann ich mich noch lebhaft erinnern, weil ich deswegen als kleiner Junge während eines Österreich-Urlaubs von meiner Familie getrennt und von Nonnen in einer kleinen Pflegestation betreut wurde. Mein Bemühen, all ihre religiösen Rituale auch als Nicht-Katholik artig nachzumachen, steht mir noch vor Augen.

Als in den folgenden Jahrzehnten Impfstoffe gegen immer mehr Krankheiten entwickelt wurden, waren die Nebenwirkungen allgemein kein Thema. In Kreisen von Menschen, die eine sehr naturbewusste Lebensweise pflegten, war man aus anderen Gründen diesbezüglich zurückhaltender. Kinderkrankheiten wurden dort, wie früher, eher als eine gesundheitsstärkende Auseinandersetzung mit den Erregern der Umwelt verstanden. So, wie sich analog

dazu die Körperkraft durch Herausforderung der Muskel-
tätigkeit stärken ließ. Frauen, die so dachten, bevorzugen
oft auch eine natürliche Geburt und eine längere Still-
phase. Lebenskonzepte, die sich mehr an der Anthroposo-
phie orientierten, folgten einer weiteren Idee. Rudolf
Steiner, der Urheber dieser „Geisteswissenschaft" im
Sinne einer Synthese von Geistlichkeit und Wissenschaftlichkeit, verstand die Geburt als Eintritt einer bislang geistigen, also immateriellen Existenz, in eine physische. Die
Dualität zweier Welten gehört ja von jeher zu den Glau-
bensinhalten jeder Religion. Steiner, dem man die Fähigkeit des Einblicks in eine geistige Welt zusprach, hatte in
seinen Vorträgen eine Reinkarnationslehre vertreten. Die
fieberhaften Kinderkrankheiten waren aus Steiners Sicht
notwendige Prozesse, um nach der Geburt das noch ganz
der geistigen Welt nahe Wesen mit dem physischen Körper zu verbinden. Es ist verständlich, mit derlei Konzepten
zu fremdeln, wenn man auch nur davon liest, doch sollte
man sich eines klarmachen: **Jedes Konzept des Seins beruht auf Glauben, auch das wissenschaftliche**.

Bis zur Zeit Goethes und der Gebrüder Humboldt bildeten
die Vorstellung einer höheren Welteninstanz und die

wissenschaftlichen Entdeckungen noch keinen weltanschaulichen Gegensatz. Dies änderte sich um die Mitte des 19. Jahrhunderts. Darwins Evolutionslehre, die bahnbrechenden Erkenntnisse der analytischen Wissenschaften und die auf Basis des kapitalistischen Wettbewerbs explodierenden technologischen Innovationen schienen eine rein faktische, linear kausale Weltsicht grandios zu bestätigen. Kurzum, die Sichtbarkeit der Erfolge verbreitete den Gedanken, außerhalb des Materiellen könne es keine weiteren Seinszustände geben. Die Lebenseinstellung fokussierte sich seitdem ganz auf die physische Existenz. Ein Ziel schien es von nun an zu sein, allein durch Wettbewerb um optimale Lösungen in diesem einen Leben zu ringen. Dieser Glaube wurde allmählich zur Bewusstseinsgrundlage aller entwickelten Staaten.

Den ersten großen Schock bezüglich der sozialen Auswirkungen einer strikten Optimierungsideologie und den damit verbundenen Selektionsbestrebungen erfuhr die Weltöffentlichkeit, als die Siegermächte die Tore zu den Konzentrationslagern aufbrachen. Hier schlug ihnen das Grauen entgegen, der entsetzte Blick darauf, wohin es führen kann, wenn Qualitätsbetrachtungen auf Menschen angewendet werden, denen man einen minderen Wert zuordnet und in kaltem Zweckhandeln das Lebensrecht abspricht. Eine traumatisierende Ernüchterung der Moderne, die sinnvolle Konsequenzen nach sich zog. Damit der Sozialdarwinismus nie wieder solche barbarischen Auswüchse nach sich ziehen könne, entwickelte man Absicherungsmaßnahmen. Die Deklaration der allgemeinen Menschenrechte und die Etablierung zahlreicher internationaler Institutionen wie die der UNO und der WHO sind Beispiele dafür. Auch der Rassismus wurde von immer mehr Menschen geächtet. So wertvoll es war, solche Pflöcke der Humanität einzuschlagen – die Allmacht einer faktischen Optimierungslogik, der Kern also dessen, was hinter den rassistischen und den sozialdarwinistischen Vorurteilen steht, blieb unangetastet. Nicht zuletzt bildet sie ja auch die Grundlage der kapitalistischen Wirtschaftsordnungen.

Die Hinwendung zu naturnahen Lebensweisen nahm dann während der Achtzigerjahre als Gegenimpuls erheblich an Fahrt auf. Die ersten kleinen Bioläden lieferten entsprechende Produkte, der Gedanke der Ressourcenschonung führte zur Forderung nach Umweltschutz und damit zur Parteigründung der Grünen. Bücher wie *Die Grenzen*

64

des Wachstums [20] und Vereinigungen wie der *Club of Rome* riefen nach einem Ende des schrankenlosen kapitalistischen Wettbewerbs. Die Anti-Atomkraft-Bewegung kritisierte die rücksichtslose Hinterlassenschaft von Jahrhunderten strahlender Rückstände der Energiegewinnung und forderte damit Verantwortung auch für eine Zukunft ein, die außerhalb der Lebensspanne des Gegenwärtigen liegt. Die sorglose technologische Innovationsdynamik geriet in den kritischen Fokus einer erst kleinen, dann aber stets wachsenden Bevölkerungsgruppe. Man begann, die Welt wieder als Ganzes zu betrachten und die Rückwirkungen von Eingriffen zu bedenken. Kurzum, der Respekt vor der Komplexität allen Naturgeschehens wuchs wieder in Richtung des vorindustriellen, zyklischen Weltbildes, nun aber nicht wegen religiöser Gebote, sondern aufgrund von Erkenntnis und Einsicht. Diese Entwicklung schien den Gedanken eines fairen Generationenvertrages auf den Weg zu bringen, der der Zukunft wegen der Gegenwart Grenzen setzt. Das Bild alles Werdens und Vergehens im größeren Zusammenhang einer kosmischen

---

[20] Dennis Meadows, Donella Meadows, Erich Zahn, Peter Milling: *„Die Grenzen des Wachstums. Bericht des Club of Rome zur Lage der Menschheit."* Reinbek: Rowohlt 1973.

Sinnhaftigkeit zu sehen, stellte dem Primat der Optimierung das der Harmonie zur Seite. Ein Spannungsbogen, innerhalb dessen ein Ausgleich zwischen den Polen gesucht werden muss. Die drohenden Umweltschäden und anderen Kollateralschäden des unbegrenzten Kapitalismus würden aus dieser Sicht also mahnen, sich wieder in eine solche Ordnung zu fügen.

Einen intellektuellen Höhepunkt erlangte der Impuls zu einer Versöhnung zwischen philosophisch-metaphysischen Betrachtungen und modernster Wissenschaft mit dem Buch *Das Tao der Physik* des Physikers Fritjof Capra. Capra erklärte darin laienverständlich die Konsequenzen der Relativitätstheorien und der Quantenmechanik auf unser Weltbild. Letztendlich führten sie nach ihm zu dem Schluss, dass aus den Gesetzmäßigkeiten der subatomaren Welt eine Allverbundenheit und gegenseitige Beeinflussung aller physischen Vorgänge abzuleiten ist und das menschliche Bewusstsein ein Teil dieses Komplexes ist. Hier, so Capra, träfe sich die moderne Physik mit den Kernaussagen uralter spiritueller Weisheitslehren. [21]

---

[21] Capra, Fritjof: „*Das Tao der Physik- Die Konvergenz von westlicher Wissenschaft und östlicher Philosophie.*" Frankfurt a.M.: Scherz Rev. U. erw. 11. Aufl. 1989.

Dieser Ausflug in die jüngste Geschichte war an dieser Stelle notwendig, um die Hintergründe der Impfdiskussion zu verstehen. Denn ursprünglich begann eine gewisse Zurückhaltung bei den Impfungen im Zusammenhang mit dem Wunsch nach einer natürlicheren Lebensweise. Es war das Bestreben, Balance zu halten zwischen den technischen Möglichkeiten und dem naturgegebenen Rahmen in einer endlosen Weiterentwicklungskaskade der Menschheit.

Die Gegenbewegung zu dieser Tendenz entstand um die vergangene Jahrtausendwende. Angeregt durch die Digitalisierung gewann wieder das Denken in den kausalen Ketten von Optimierungsbestrebungen die Oberhand. Eine neue Generation wuchs heran, vom Wohlstand verwöhnt, im Turbo der Zeit jedoch nicht selten emotional unterversorgt. Wer die Spielregeln des Wettbewerbs nicht mitspielte, landete bei den „Losern" und konnte sich die gängigen Annehmlichkeiten nicht leisten. **Nahmen die Menschen nicht unbewusst die digitale Signatur, die nur zwischen 0 und 1 unterscheidet, ein Stück weit in ihre Denkweise auf? Etwas sollte richtig oder falsch, passend oder unpassend sein. Gegensätze, Unterschiede, Zwischentöne und Widerstände wurden**

nicht mehr dialektisch als Wegsteine im menschlichen Reifeprozess verstanden. Die Sinnfrage engte sich vorrangig auf das Ziel ein, zu den Gewinnern zu gehören oder zumindest nicht zu den Nachzüglern, die für schlechtes Geld hart arbeiten mussten. Waren materieller Wohlstand oder Macht nicht zuletzt auch Balsam für die seelischen Entbehrungen des entfremdeten, gehetzten Lebens?

Mit diesem Wandel erfuhr auch die Wissenschaft eine andere Bedeutung. Nicht mehr freies Erkenntnisstreben prägte ihren ideellen Überbau, sondern das Bestreben nach Zweckhaftigkeit und Optimierung. Fragestellungen fokussierten sich zunehmend darauf, ob sie den Geldgebern - und damit sekundär auch einem selbst - dienten. **In der Logik eines Rennens um des Rennens willen, gerät alles, und damit auch die Wissenschaft, in den Sog einer würdelosen Hetze um Kapitalvermehrung. In Sachen Impfung gehören diesbezüglich das Schlechtreden der natürlichen Abwehrkraft, die Angst vor Krankheiten und das Heilsversprechen der Pharmakonzerne zu den zentralen Elementen der Absatzsteigerung.** Das Flair von Wissenschaftlichkeit und Fortschritt wandelte sich dabei sukzessive lediglich zur Kulisse, hinter der handfeste Interessen Regie führen.

Trotz des umfangreichen und geschickten Marketings der Innovations-Pharmabranche erfreute sich die naturnahe Lebensweise einer wachsenden Beliebtheit. Somit bedurfte es einer härteren Gangart, um diese verkaufshemmende Welle zu brechen. Vor allem, da Impfstoffe gegenüber Medikamenten absatztechnisch einen großen Vorteil haben. Nicht einzelne Krankheitsträger sind ihre Konsumenten, sondern jeder, da Vorsorgeleistungen sich an die gesamte Bevölkerung richten. Das Impfen hat seinen guten Ruf damit erworben, dass es Geißeln der Menschheit wie Pocken und Poliomyelitis eliminierte. Warum sollte man diesen guten Ruf nicht nutzen, um Pharmaprodukte für immer zahlreichere Erreger an den Mann zu bringen? Schließlich ist das Leben von zahllosen Keimen umgeben. Ein unerschöpfliches Meer an Absatzchancen! Selbst so harmlose Kinderkrankheiten wie die Windpocken können ja in Einzelfällen Probleme bereiten. Diese müssen nur dramatisiert werden, um eine Impfung dagegen zu vermarkten. Das bisherige Vertrauen vieler

Menschen auf die eigenen, gesunden Kräfte bildete dafür jedoch noch ein störendes Hemmnis.

Die Frage, wie man zum Impfen stehe, wurde unter solchen Gesichtspunkten zu einem „Lackmustest" hochstilisiert. Die wirkliche Notwendigkeit blieb Laien verborgen und den schlecht bezahlten Basisärzten wurde mit der Impfvergütung für wenig Aufwand ein kleines Zubrot gewährt. Angeblich könne man, so der Tenor, an der Haltung eines Menschen zum Impfen erkennen, ob jemand ein „versponnener Esoteriker" sei oder auf „wissenschaftlich fundiertem" Boden stehe. Die Masern-Impfung war dafür ein ideales Kampfobjekt. Obwohl bereits deutlich über 90 Prozent der Bevölkerung dagegen geimpft waren, fehlten einige wenige Prozent, um auch noch die sehr seltenen Krankheitsausbrüche zu verhindern. Diese Lücke lag vor allem daran, dass sich der öffentliche Gesundheitsdienst mit seinen umfassenden Impfaufforderungen aus Sparsamkeitsgründen zurückgezogen hatte. Nun wurden in einer medialen Kampagne „generelle Impfverweigerer", von denen in Wahrheit kaum ein Promille existiert, dafür verantwortlich gemacht. „Esoteriker", „Homöopathen", „Anthroposophen" - allesamt verdächtig, naturnahe Heilweisen zu bevorzugen - gerieten ins Visier. Im Zuge dieses

Feldzuges wurde erstmals eine Impfpflicht für Heranwachsende durchgesetzt. Schrankenloses Impfen galt von nun an als „rational" und gesellschaftskonform; persönliche Abwägungen fortan als „versponnen" und sozialfeindlich.

Aus nüchterner Betrachtung steht der Umgang mit dem Impfen stellvertretend für einen Kulturkampf. Seine Botschaft: Die Natur ist voller Gefahren, die Technologie rettet dich. Der Forschergeist der Menschen, der Jahrtausende lang den Lebensalltag durch eine Kette von aufeinander aufbauenden Erfindungen erleichterte, bekommt heute Züge technozentrischer Allmachtsphantasien. Die Natur wird nicht mehr, wie aus früherer spiritueller Sicht, als die große fruchtbarkeitsspendende Mutter, sondern, aus säkularer Perspektive, vor allem als Mangelzustand verstanden. Nicht eine aus übermenschlicher Weisheit entspringende, weiblich gedachte Natur soll nun den Weltfortschritt garantieren, sondern die männliche Energie des technologischen Spezialistentums. Die allgemeine Entfremdung von der Natur und die zunehmende Kopflastigkeit unserer Zeit sind dabei Wasser auf die Mühlen derer, die an den Fortschrittsverheißungen verdienen. Die verblassende Fähigkeit, die Lebenswirklichkeit auch dialektisch zu verstehen und nach Synthesen zu suchen, scheint einer unerbittlichen Rechthaberei um die „faktische Wahrheit" gewichen.

All diese Hintergründe mögen ein Stück weit die starke Emotionalität um dieses Thema im Rahmen der Pandemie erklären. Verstärkt wurde sie noch durch die Angst, die sich mit den täglichen Verlautbarungen von Inzidenzen und Todesraten steigerte. **Mitbürger, die nichts Verwerflicheres taten, als eine abweichende persönliche Entscheidung zu treffen, wurden nun als Gesellschaftsfeinde klassifiziert. So, als verbinde sich mit dem Impfen ein Bekenntnis zur Gemeinschaft der Guten.** Die These vom Impfen als sozialem Akt hielt sich bei Corona selbst dann noch hartnäckig, als längst wissenschaftlich bewiesen war, dass über das Impfen keine schützende Herdenimmunität herzustellen ist. Das tägliche Trommelfeuer der Berichterstattungen hatte eine virtuelle Realität erzeugt, gegen die rationales Denken machtlos wurde.

In dieser Zeit meldete sich eine Berufsgruppe zu Wort, die eher am Rand des Getriebes unserer Schnelllebigkeit um ihre Existenz ringt – die Künstler. Abseits der großen Medien bildeten sie unter dem Hashtag *#allesaufdentisch* eine Plattform, auf der Künstler Fachleute zu Themen um die Pandemie und das Impfen interviewten. Hier kamen die Stimmen zu Wort, die aus dem öffentlichen Diskurs bisher herausgehalten wurden. In der Kunst spiegelten sich ja schon von je her die epochalen Charakteristika und ihre Wandlungen. In Online-Interviews traten Künstler nun als Fragesteller auf, die ausgewählte Persönlichkeiten aus Wissenschaft und Politik befragten. Diese hochkreative Ergänzung zur politiktreuen und quotengesteuerten journalistischen Eintönigkeit der Mainstream-Medien erfreute sich schnell einer erstaunlich großen Fangemeinde. Mich befragte, wie eingangs erwähnt, in diesem Format Ende November 2021 eine Professorin für Chor- und Ensembleleitung zum Thema der Nebenwirkungen nach Corona-Impfungen.

Den Link dazu finden Sie auf meiner Homepage www.erichfreisleben.de

Der Bote ist der Böse

Meine Antworten in dem Interview bei #allesaufdentisch enthielten nichts anderes als dasjenige, was ich bereits dem *Paul-Ehrlich-Institut* und der *Arzneimittelkommission der Deutschen Ärzteschaft* mitgeteilt hatte. Die Anzahl an von mir persönlich beobachteten Nebenwirkungen der Corona-Impfungen waren auf dreißig Fälle angestiegen. Das neue, von mir und anderen in Analogie zum Post-COVID-Syndrom als Post-Vakzin-Syndrom bezeichnete Krankheitsbild hatte trotz der unterschiedlichen Kombinationen eines vielfältigen Straußes von Symptomen schärfere Konturen bekommen. An den üblichen Laborwerten und Untersuchungstechniken war es kaum zu erkennen. Die offiziellen Verlautbarungen über die neue Impfmethode ließen für ein solches Krankheitsbild auch kaum plausible Erklärungen zu. Erst eine akribische Anamnese, ein unverstellter kritischer Blick und einige Informationen, die abseits der öffentlichen Berichterstattung zu bekommen waren, formten eine Ahnung von Kausalität – Ähnlichkeiten mit dem Post-COVID-Syndrom waren nicht zufällig.

Ein zentraler Aspekt dabei war die Überlebensdauer der künstlich hergestellten Spike-Codes, die geimpft wurden. Diese werden bei der mRNA-Technik ja bis in die einzelnen Zellen transportiert, um die Ribosomen, die Eiweißfabriken, zur Produktion von Spikes zu veranlassen, auf die das Immunsystem mit einer Bildung von Antikörpern reagiert. Letztere sollen dann im Falle einer Corona-Infektion den Schutz bieten. Das Credo, die von den eigenen Zellen produzierten Spikes würden sofort nach Antikörperbildung abgebaut, erwies sich in dieser Form als unzutreffende Annahme, oder besser gesagt: als „frommer Glaube". Die Spikes sind der am meisten toxische Teil der Wuhan-Corona-Virusvariante. Deshalb war es eigentlich unverständlich, dass über ihre Überlebensdauer im Körper nach Impfung keine verlässlichen Daten vorhanden waren. Beobachtungen und Studien, die solche Aspekte kritisch hinterfragten, wurden umgehend als unglaubwürdig hingestellt. Bald jedoch wurden die Spikes noch Monate nach der Impfung in den Keimzentren der Lymphknoten nachgewiesen. [22] **Eigentlich hätten solche Studiener-**

---

[22] Katharina Röltgen, Sandra C.A. Nielsen, Oscar Silva et.al.: „*Immune imprinting, breadth of variant recognition, and germinal center response in human SARS-CoV-2 infection and vaccination.*" In: *Cell* 185 17.03.2022 https://doi.org/10.1016/j.cell.2022.01.018

gebnisse für Aufruhr sorgen müssen, doch leider war der einst kritische Journalismus unter der scheinbaren nationalen Bedrohung endgültig zum Hüter der Regierungswahrheiten mutiert.

Der Pathologe Professor Schirmacher, der erforschen sollte, inwieweit Todesfälle nach den Impfungen auf diese zurückzuführen seien, mahnte in einem Beitrag für die *Ärztezeitung* im August 2021:

„Corona-Impfung: Pathologe vermutet Dunkelziffer

bei Impftoten

Der Heidelberger Chef-Pathologe Peter Schirmacher

fordert mehr Obduktionen von Menschen, die kurz

nach der Corona-Impfung verstorben sind. Er geht

von einer beträchtlichen Dunkelziffer an Impftoten

aus. In einem Zwischenergebnis erkannte er in 30-40

Fällen von nach Impfung Verstorbener die Impfung

selbst als Todesursache." [23]

---

[23] Nico Pointner: *„Heidelberger Chef-Pathologe fordert mehr Obduktionen von Geimpften."* In: ÄrzteZeitung 01.08.2021 https://www.aerztezeitung.de/Medizin/Heidelberger-Chef-Pathologe-fordert-mehr-Obduktionen-von-Geimpften-421725.html

Die Aufregung über diese beunruhigende Nachricht versandete in den Medien schnell durch die Widersprüche des *Paul-Ehrlich-Institutes* und des Vorsitzenden der *Ständigen Impfkommission*. Ein merkwürdiges Verhalten von Institutionen, die eigentlich für jeden Risikohinweis dankbar sein sollten. Seit Schirmachers Verlautbarung war über seine Studie nie mehr etwas zu hören. Wer fortan den Professor interviewen wollte, scheiterte an der Genehmigung der Universität.

Auch histologische Untersuchungen bei Myokarditis nach Impfung hatten längst Hinweise auf immunologisch überreagierende Entzündungsvorgänge ergeben. Diese Berichte über den Charakter ungewöhnlicher histologischer Befunde fanden über dürre Mitteilungen in der medizinischen Fachliteratur hinaus keine weitere Beachtung. [24] Diejenigen, die solche Berichte ernst nahmen oder weiterverbreiteten, fanden sich schnell als „Impfgegner" oder „Verschwörungstheoretiker" diskreditiert. So erging es auch zwei emeritierten Pathologen, die – frei von Zwängen und Rücksichtsnahmen auf Broterwerb und Arbeitgeber –

---

[24] *Arzneimittelbrief* Jg. 55, Ausgabe 07/2021 | Fazit: Eine Hypersensitivitäts-Myokarditis nach Impfung mit SARS-CoV-2-mRNA-Impfstoffen ist eine seltene, aber schwerwiegende Komplikation.

Schirmachers Aufklärungsarbeit unentgeltlich weiterführten und ihre Ergebnisse offenlegten. Sie hatten sich in ihrer Profession einst einen guten Ruf erworben und ließen sich über ihre guten Kontakte zu Kollegen Gewebsproben von nach Impfung Verstorbenen zusenden. Ihre Erkenntnisse kamen einer Bombe in das Gespinst der selektiven Wissenschaftsnarrative gleich. Vom Mainstream-Journalismus gemieden, fanden ihre Forschungsergebnisse Eingang in die internetbasierten Netzwerke kritischer Wissenschaftler und Ärzte. Die von den beiden dokumentierten Bilder histologischer Präparate dokumentierten in den Fällen von Impfschäden einen immunologischen Amoklauf, der sich, von den Kapillaren beginnend, in zahlreiche Körpergewebe ausdehnte. Prompt folgte eine Delegitimierungskampagne ihrer Glaubwürdigkeit, an der sich nicht nur die sogenannten Fakten-Checker - eine neue Form anonymer wissenschaftlicher „Wahrheitspropheten" - eifrig beteiligten. [25] Sogar der *Bundesverband Deutscher Pathologen* (BDP) sowie die

---

[25] Matthias Bau: „*Mitglieder der ‚Pathologie-Konferenz' verbreiten unbelegte Behauptungen über Covid-19-Impfungen und Todesfälle.*" https://correctiv.org/faktencheck/2021/09/25/mitglieder-der-pathologie-konferenz-verbreiten-unbelegte-behauptungen-ueber-covid-19-impfungen-und-todesfaelle

Deutsche Gesellschaft für Pathologie (DGP) distanzierten sich eilfertig von den beiden. **Einer wissenschaftlichen Auseinandersetzung ging man von offizieller Seite aus dem Weg.** Stattdessen setzte man ganz auf das im Pandemiemanagement gewohnte „Schwarzer-Peter-Spiel" gegenüber Überbringern von Warnhinweisen. **Der Böse war immer der Bote.**

Nicht nur in der gesellschaftlichen Debatte lebte ein Schwarz-Weiß-Paradigma, bei dem kein Schatten auf die Impfkampagne fallen durfte. Auch die Wissenschaft und der Medizinbetrieb standen offensichtlich unter dem gleichen Druck. Einige Kollegen aus den Krankenhäusern berichteten unter vorgehaltener Hand davon. **Nicht zuletzt die Geldströme der Drittmittelfinanzierung in Wissenschaft und Forschung und die politischen Abhängigkeiten im Gesundheitswesen sorgten für den Gleichschritt der Führungsgremien, die wiederum im Unterbau kritische Äußerungen von Mitarbeitern zum beruflichen Existenzrisiko werden ließ. Der Erfolg der Impfkampagne kam einem religiösen Glaubensbekenntnis gleich.** Karrieresorgen, kritikloses Mitläufertum und konfliktscheuer Opportunismus taten ihr Übriges für eine mentale Gleichschaltung im System.

Was nicht sein sollte, durfte eben nicht sein. Dieses ungeschriebene Gesetz hatte in erschreckender Weise die wache Wahrnehmung eben auch der Mediziner gelähmt, wenn es um negative Impffolgen ging.

Das Tor ist offen

In dem genannten Interview bei *#allesaufdentisch*, in dem ich über die von mir beobachteten Nebenwirkungen berichtete, hatte ich das Verbleiben der Spikes im Körper und die immunologisch ausgelösten Entzündungen als mögliche Ursachen also nur deshalb nennen können, weil ich mich von der Ideologisierung des Impfthemas nicht beeindrucken ließ und mich über die offiziellen Quellen hinaus breit informiert hatte. Die Reaktion auf dieses Video zeigte, dass ein Tor geöffnet worden war, hinter dem eine Vielzahl ungehörter, leidender Menschen alleingelassen vegetierte. Ich wollte meinen Augen nicht trauen, als ich sah, dass das Interview nach wenigen Tagen 100.000-Mal aufgerufen worden war. Nach wenigen Monaten waren über 600.000 Klicks zu verzeichnen. Neben wenigen kontroversen oder unsachlichen Bemerkungen wurde das

Interview ganz überwiegend zustimmend kommentiert. Die große Zahl erschütternder Berichte von Nebenwirkungsbetroffenen konnte einem die Sprache verschlagen. Zu dieser Zeit vermittelte mir ein befreundeter Arzt den Kontakt zu einem seiner Patienten, der sich in die kritische Aufarbeitung des Impfthemas mit ehrenamtlichem Engagement einbringen wollte. Die selbstlose Bereitschaft, sich für eine gute Sache einzusetzen, erlebte ich auf meiner Suche nach der ungeschminkten Realität häufiger. Der Kontakt zu solchen Menschen gab mir immer Mut und zeigte mir die Stärke menschlicher Uneigennützigkeit und Empathie. Leider lässt sich diese lichtvolle Seite des Menschen zu leicht vom Glauben an die falschen Autoritäten missbrauchen.

Da ich außerstande war, die vielen Reaktionen auf das Video zu lesen und damit aus den Beiträgen auch kaum neue Erkenntnisse in Bezug auf das Thema ziehen konnte, bat ich ihn, diese Aufgabe an meiner Stelle zu übernehmen. Er erledigte sie mit Bravour. Als pensionierter Lehrer für Oberstufenmathematik war es für ihn ein Leichtes, die vielen Symptomschilderungen von Betroffenen sorgfältig in einer Übersicht zusammenzufassen. Diese deckte sich nahezu perfekt mit derjenigen, die ich bereits für das *Paul-*

Ehrlich-Institut und für die *Arzneimittelkommission der Deutschen Ärzteschaft* erstellt hatte. Eine tolle Bestätigung, dass ich richtig lag und dazu noch eine Bereicherung meines bisherigen Wissens.

(Die Auswertung meines stillen Helfers finden Sie auf meiner Homepage www.erichfreisleben.de).

Von nun an änderte sich mein Arbeitsalltag. Da ich mich bewusst aus den sozialen Netzwerken heraushalte, wurden die E-Mail-Adresse und das Telefon meiner Praxis die einzige Zugangsmöglichkeit der Nebenwirkungsopfer zu mir. Der digitale Posteingang sprudelte über und meine Helferinnen mussten täglich oft dreißig, teils mit den Tränen ringenden Anrufern den Zugang zur Praxis absagen. Eine halbe Stunde vor Öffnung stand bereits eine Schlange vor dem Eingang. Manche Wartenden waren von weit her angereist, einige aus den entferntesten Winkeln der Republik. Ein trauriges Schaubild einer offensichtlich epidemischen Ignoranz der Medizin, die bei Nebenwirkungen von Corona-Impfungen nicht in der Lage war oder sein wollte, vor Ort für Hilfe zu sorgen. Und dies nicht, weil sie nicht die Ressourcen und kein hochtechnologisches Know-how hatte, sondern allein wegen einer von höchsten Stellen geschürten Voreingenommenheit, die keinen kritischen Blick auf dieses Thema zuließ.

Von nun an hatte ich täglich ein ungehörtes schweres Leid in immer neuen Variationen vor Augen. Viele leiteten die Kommunikation damit ein, dass sie sich bei mir dafür bedankten, vorgelassen worden zu sein und dass ich überhaupt bereit war, ihnen zuzuhören. Es war mir unangenehm, dass manche mir wie einem Filmstar begegneten, den man hinter der Bühne sprechen durfte. Ich war mir meiner begrenzten Kenntnisse und Behandlungsmöglichkeiten durchaus bewusst, daher belasteten mich die hohen Erwartungen auch. Viele aber fühlten sich schon allein dadurch erleichtert, dass sie einem Arzt gegenübersaßen, der ihren Angaben traute, ihre Sorgen ernst nahm und sich um Hilfe bemühte.

Im Dezember ereilte mich erstmals nach fast zweijährigem Kontakt mit Corona-Kranken selbst das Virus, in seiner Delta-Variante. Eine Woche lang durchlebte ich einen Infekt, der mich an meine atypische Lungenentzündung in jungen Jahren erinnerte. Beginnend mit hohem Fieber und heftigen Kopf- und Gliederschmerzen, wandelten sich die Symptome bald in eine mehrtägige Schwäche und ein

Benommenheitsgefühl. Als ich mich am achten Tag nach allgemeiner Besserung wieder kränker fühlte, erinnerte ich mich an das Video eines südafrikanischen Kollegen, der in diesen Fällen eine Überreaktion der Entzündungskaskade vermutete und dagegen Antihistaminika verordnete. Ich nahm stattdessen zwei Tage lang 20 mg *Prednisolon* und verspürte eine prompte Besserung. Nach Ablauf der Quarantänezeit war ich für die wenigen Tage bis zur Weihnachtspause wieder arbeitsfähig. **Fast alle Infekte in meinem Leben bekam ich in Phasen der Überforderung. Ich musste eben, wie es mein ehemaliger Chef ausdrückte, empfänglich sein. Sobald ich die Krankheit durchlebt hatte, war meistens auch etwas von einer Last abgefallen, und ich spürte neue Kräfte.**

Nach Neujahr nahm der Run auf meine Praxis erst recht zu. Täglich mussten meine Helferinnen drei Dutzend Telefonanfragen abweisen. Die E-Mails konnten nicht mehr zeitgerecht bearbeitet werden. Die Schlange vor Praxisöffnung wurde immer länger, und nach einer Stunde Öffnungszeit musste ein Annahmestopp ausgesprochen werden. Die Stammpatienten bekamen kaum noch Termine und wenn sie einen hatten, warteten sie dennoch ungewöhnlich lange, obwohl wir sie den Neuankömmlingen vorzogen. Meine Mittagspause hatte sich auf kaum mehr als fünf Minuten reduziert, und der Arbeitstag währte dennoch zwei Stunden länger als sonst.

Im Schnelltakt begegneten mir nahezu alle bereits beschriebenen Variationen des neuen Krankheitsbildes und etliche neue dazu. Einem jungen Mann war es mit einem Guillain-Barré-Syndrom ähnlich ergangen wie der zuvor beschriebenen Patientin. Auch er hatte die Fachklinik ohne zutreffende Diagnose verlassen und sich von seiner Zahnärztin eine Packung Kortison-Tabletten erbetteln können, die ihm kurz etwas geholfen hatte. Er sprach gut auf meine Behandlung an, brauchte jedoch nach zu schnellem Absetzen eine erneute, viel längere Therapierunde.

Fast alle neuen Patienten waren jung. Die Erkrankungen hatten sie aus ihrem Arbeitsleben geworfen oder ihr Studium unterbrochen. Mütter konnten ihre Kinder nicht mehr versorgen und ihre Partner dadurch ebenfalls nicht arbeiten. Ein täglich neues Bild des Jammers.

Die einen waren willig den Impfaufforderungen gefolgt, andere hatten sich dem sozialen Druck gebeugt. Einige hatten sich entgegen ihrem eigenen Gefühl zur Impfung entschlossen, weil ihre Arbeitgeber Druck ausübten oder

weil sie, zermürbt von den Einschränkungen für Unge-
impfte, nachgegeben hatten. Sie alle hatten dasjenige ge-
tan, was die Regierung von ihnen wollte und was die
Fachleute empfohlen haben. Sie hatten den Berichten in
den Medien vertraut und waren den Appellen gefolgt. Seitdem sie aber unter Nebenwirkungen litten, wurden sie
wie heiße Kartoffeln durch die Medizinlandschaft gereicht
und von den Medien gemieden. **Long-COVID und Post-
COVID waren anerkannt worden. Sie galten als Mah-
nung an die Möglichkeit schwerer COVID-Folgen.
Impfgeschädigte aber hatten eine Krankheit, die es
nicht geben durfte und für die in der beschriebenen
Form noch kein spezieller ICD-Code existierte.** Die
meisten Betroffenen wurden als Psychosomatiker etiket-
tiert, was besonders leichtfiel, wenn die körperlichen Beschwerden bereits das seelische Befinden strapaziert
hatten.

Zur Behandlung hatte ich bisher nur die Kortison-Therapie im Köcher. Sie verschaffte oft Erleichterung und
manchmal Symptomfreiheit, bei manchen schien sie aber
kaum oder gar nicht zu wirken. Ich hatte also erst einen
Zipfel in der Behandlung eines Mysteriums erhaschen
können. Durch Hinweise von Betroffenen erweiterte ich

die Behandlung um eine zehntägige Gabe von *Heparin*. Mir wurde berichtet, dass sich diese positiv auf die merkwürdigen Atembeklemmungen und Benommenheitsgefühle auswirkte. Dies schien mir plausibel, weil dies offensichtlich mit Störungen der Mikrozirkulation, vor allem durch Schäden an der inneren Auskleidung der Kapillaren, zusammenhing. Manchen Tipp bekam ich von Betroffenen, die schon, in Foren zusammengeschlossen, intensiv recherchiert hatten. Die Variationsbreite der Krankheitsverläufe wuchs ständig, und ich bemühte mich, ihr Wirrwarr an möglichen Ursachen zu entzerren.

Mein Arbeitstag dehnte sich mehr und mehr aus, aber er war immer noch nicht lang genug, um den Anforderungen gerecht zu werden. In vielen Nächten wachte ich voller Wut auf. **Ich fühlte mich in meiner ärztlichen Verantwortung allein gelassen von einer Kollegenschaft, die wegsah und in einer Gesellschaft, die sich in einer Parallelwelt wähnte, in der alles in Ordnung zu sein schien. Mein Vertrauen in das medizinische Versorgungssystem, die staatlichen Funktionen und den journalistischen Aufklärungswillen als vierte Säule der Demokratie sank auf einen Tiefpunkt.**

Gemeinsam helfen

Tiefe Wunden

Am 10. Dezember 2021 war die sogenannte einrichtungs-bezogene Impfpflicht für Beschäftigte im Gesundheitswesen beschlossen worden. Alle Versicherungen hochrangiger Politiker, es werde nie eine Impfpflicht geben, waren nun einfach Schnee von gestern. Das Narrativ von den gefährlichen Verschwörungstheoretikern schien sich so tief ins Bewusstsein der Gesellschaft eingegraben zu haben, dass es gar nicht mehr auffiel, dass immer mehr ihrer Befürchtungen berechtigt waren. Den Medien war es kaum noch ein Thema, dass auch das Corona-Pandemie-Virus längst in ein endemisches Stadium eingetreten war, in dem es keinen besseren Schutz geben konnte, als den Infekt durchgestanden zu haben und damit nicht nur umfassendere Blut-, sondern auch langlebige Gewebsanti-körper zu besitzen. Sie verhinderten zwar genauso wenig wie die Impfung eine wiederholte Infektion, der Körper erkannte jedoch den größten Teil des gesamten Virus und konnte im Nu Abwehrkräfte mobilisieren. Die Argumente

des Bundesgesundheitsministers für die Impfpflicht laute-
ten:

„Die Herausforderung liegt darin, die aggressive
Delta-Welle endlich nachhaltig zu brechen und die
drohende Omikron-Welle noch zu verhindern.
Langfristig wird es darauf ankommen, die Bevölkerung zu schützen, vor weiteren Wellen." [26]

Zum Zeitpunkt des Gesetzesbeschlusses war die Delta-
Welle schon von Omikron überholt worden und bei Beginn der Verpflichtung gänzlich verschwunden. Das Argument des Bevölkerungsschutzes hatte sich somit längst in
Luft aufgelöst, weil die Impfung weder Erkrankung noch
Übertragung verhindern konnte. Gerade im Winter 21/22
erkrankten die Geboosterten sehr stark an der Omikron-
Variante. Wenn der Übertragungsschutz bisher nicht da
war, musste dies auch für die Zukunft gelten. Den einzigen

---

[26] Karl Lauterbach: „*Rede zur Änderung des Infektionsschutzgesetzes
vor dem Deutschen Bundestag am 10. Dezember 2021 in Berlin.*"
https://www.bundesregierung.de/resource/blob/975954/1991012/ada-
edada382ab0222aa1d20b9fe3201c/148-1-bmg-aenderung-infektions-
schutzgesetz-data.pdf?download=1

Vorteil der Impfung nach den vielen Enttäuschungen über ihre Wirkung konnte allenfalls noch im Schutz vor schweren Verläufen bestehen und dies auch nur für eine begrenzte Personengruppe.

Es musste schon erstaunen, dass die Mehrheit des Parlamentes einer modernen, wissenschaftsbasierten Nation ein extrem in die Persönlichkeitsrechte eingreifendes Gesetz auf der Basis evidenzfreier Annahmen beschlossen hatte. Das Pandemieregime war offensichtlich wissenschaftlichen und erfahrungsbasierten Gremien entzogen und allein einer politischen Agenda überantwortet worden.

Meine ohnehin schon sehr angespannte Arbeitssituation geriet zwischen Januar und Anfang März 2022 in neue Wellen anderer Art. Täglich kam eine Handvoll der von der Impfpflicht Betroffenen in die Sprechstunde, um Rat oder Atteste zu erbitten. Hier konnte ich kaum helfen. Atteste über eine Impfunfähigkeit konnte ich wegen der wenigen anerkannten Umstände nur in sehr seltenen Fällen begründen. Diese Menschen waren gesund, aber verzweifelt. Eine Krankenschwester, die während ihrer vierzig Dienstjahre selbst bei Krankheit je kaum gefehlt hatte und ein Jahr vor der Rente stand, brach in Tränen darüber aus, dass man sie als Dank dafür dazu zwingen wolle, sich selbst etwas anzutun, was ihrem tiefsten Selbstgefühl widersprach.

Ein erfahrener Pfleger in der Intensivmedizin hatte sich einst vom Informatiker zu diesem Beruf umschulen lassen, weil er lieber soziale Arbeit leisten wollte. Sich selbst etwas gegen seinen Willen anzutun, kam für ihn aber nicht infrage. Eine Altenpflegerin wies die Forderung der Politik im Berliner Slang zurück: „Ick arbeite inner Pflege und hab die Alten wie de Fliejen umkippn sehn nach det Impfn. Det lass ick ma doch nich rinjagn." Menschen aus allen Sparten des sozialtherapeutischen Bereiches kamen zu mir. Einfache Lösungen gab es nicht. Ich konnte ihnen nur verständnisvoll zuhören und sie bei der Suche nach individuellen Lösungen beraten. Schnell war mir klar, dass auf das schon lange überstrapazierte gesundheitliche Versorgungssystem ein erneuter Aderlass an erfahrenen und menschlich hochmotivierten Kräften zukam. Mich selbst bewegten am stärksten diejenigen, die an einem posttraumatischen Belastungssyndrom litten. Einige hatten es bisher leidlich gut in Schach halten oder zumindest kaschieren können.

Eine von ihnen kenne ich seit dreißig Jahren. Sie war 22 Jahre alt, als sie wegen Ängsten, Selbstzweifeln und depressiven Zuständen ihre Physiotherapieausbildung unterbrechen musste. Während eines langen Gespräches brach es damals aus ihr hervor. In ihrer Kindheit überkam sie ein Gefühl der Hilflosigkeit, wenn ihr Onkel während der Abwesenheit der Eltern sich ihr näherte. Ihre Andeutungen über den „lieben" Bruder der Mutter wollte niemand verstehen. Das schüchterne Mädchen stellte sich einer schmerzlichen Therapie. Sie wurde Inhaberin einer mit sechs Angestellten ausgestatteten Physiotherapiepraxis, die wegen ihrer persönlichen Empathie-Fähigkeit hoch begehrt war. Die Impfpflicht im Gesundheitswesen fühlte sie als erneuten Zwang, etwas erdulden zu müssen, was sie zutiefst ablehnte. Eher würde sie ihr Lebenswerk aufgeben.

Eine zweite Gruppe von Menschen, die selbst noch nicht betroffen war, kam genauso zahlreich. Es waren diejenigen, die schon witterten, dass nach der einrichtungsbezogenen die allgemeine Impfpflicht angepeilt wurde. Teils wollten sie von jemandem, der seine Augen nicht davor verschließt, wissen, wie hoch die Nebenwirkungsquote wirklich einzuschätzen ist. Andere fragten danach, mit welchen Diagnosen man dem entkommen könne und in welches Land im Notfall auszuwandern sei. Zur Häufigkeit und Schwere der Nebenwirkungen konnte ich anhand meines Patientenkollektivs Auskunft geben. Attest-Wünschen musste ich natürlich eine Absage erteilen.

Hier ergab sich jedoch der Übergang zu einer weiteren Gruppe von psychisch schwer Betroffenen, von denen einige aus rein ärztlicher Sicht ein Attest verdient hätten. Einige litten an einer massiven Angsterkrankung, die durch das politische Agieren auf die Spitze getrieben wurde. Diese starrten mich mit angstgeweiteten Augen in der verzweifelten Erwartung an, ich könne ihnen helfen. Hier versuchte ich, ihre innere Balance mit ruhiger Gesprächsführung dahin zu führen, ihre mentale Fixierungstendenz etwas zu lösen und empfahl ihnen Techniken, ihre Gedanken zu positiv besetzten Inhalten zu lenken. Im Gespräch gelang es mir durchaus manchmal - ob es nachhaltig wirkte, weiß ich nicht.

Viele alte Wunden wurden in diesen Tagen wieder lebendig. Tiefe Geheimnisse kamen in der Verzweiflung ans Tageslicht. Eine Patientin erzählte nicht nur von ihrer

Großmutter, die ihre Eltern im Konzentrationslager verloren hatte. Sie brachte mir beim nächsten Termin sogar Kopien der noch verblieben Originalunterlagen und die wenigen Fotos der Ermordeten mit. Sie selbst und ihre Schwester fühlten sich an die Stimmung erinnert, die die Gespräche mit der Großmutter bei ihnen hinterlassen hatte. Warum ließ sie mich die Originale sehen? Sie wirkten wie ein Appell, etwas dagegen zu tun, dass man heute wieder Menschen zwang. Auch das damalige Unrecht fing erst sachte an, entpuppte sein finales Grauen nicht über Nacht, sondern nach und nach, schleichend und leicht zu leugnen von allen, die nicht betroffen waren oder sich entlang offizieller Darstellungen im Wegsehen übten. Manche Begründungen klangen auch damals theoretisch schlüssig. Sie waren bereits jahrelang in Studierstuben und Zirkeln vorgedacht. Zunächst erlässt der Staat Gesetze, die den Spielraum des ungezwungenen Lebens sukzessive einschränken. Das Lebensgefühl verdüstert sich durch bedrohliche Nachrichten. Schuldige werden ausgemacht. Keile treiben erst unmerklich, dann deutlicher das gesellschaftliche Miteinander auseinander. Personengruppen werden ausgegrenzt. Kleine emotionalisierende Episoden heizen die Stimmung an.

Wenn die Emulsion des allgemeinen menschlichen Mitempfindens sich erst einmal zersetzt hat, greifen die theoretischen Erwägungen, die darauf keine Rücksicht mehr nehmen müssen. Dann gibt es kein Mitleid mehr mit den Ausgegrenzten. Dann wird weggeschaut, sollte es sich doch rühren. Dann wird alles möglich.

Die Enkeltochter der Opfergruppe von damals witterte den Anfang eines neuen Unrechts. Als ihr Hausarzt und als Sohn der Tätergruppe konnte ich sie verstehen. Ein Aufkeimen von Mechanismen zu verhindern, die die Menschlichkeit in grenzenlose Barbarei stürzen können, gehört zu den tiefsten Lebenszielen, die ich mir selbst gesetzt habe.

Ketzer und Gläubige

Am 25. Januar 2022 hatte ich bereits einen Beitrag für einen größeren Antrag der Ärzte für individuelle Impfentscheidung ans Verfassungsgericht geschrieben, der den Beschluss des Deutschen Bundestages zur Einrichtungsbezogenen Impfpflicht für nicht verfassungskonform erklären sollte. Darin schilderte ich meine Erfahrungen mit den Impfnebenwirkungen und verdeutlichte, dass wir viel zu wenige Kenntnisse über die vielfältigen Ursachen haben. Dieses Schreiben finden Sie auf meiner Homepage dokumentiert. Mein Fazit lautete:

„Aus meiner Sicht erfordern die ärztliche und staatliche Verantwortung für den Schutz der sich Ihnen anvertrauenden Menschen verstärkte Anstrengungen zur Erforschung der zahlreichen Risikosignale und deren pathogenetischer Zusammenhänge. Dies gilt insbesondere bezüglich Summationseffekte durch wiederholtes Impfen zum Erhalt effektiver Antikörperspiegel."

Alle diesbezüglichen Anträge waren vom Verfassungsgericht abgewiesen worden. Wie aus der Begründung zu lesen war, hatte es sich gar nicht erst die Mühe gemacht, sich mit anderen als den vom Staat vorgetragenen Argumenten auseinanderzusetzen.

Für meine Praxis schien die Zahl an Menschen, die wegen einschießenden Schmerzen, Lähmungen, Gefühls-störungen, Schwindel, Sehverlust, Atemnot, Kraftverlust, Schwäche und vielem mehr aus der Bahn geworfen waren, nur noch zuzunehmen. Sie klammerten sich an mich, weil sie aus der öffentlichen Wahrnehmung ausgeblendet wurden. Alles, was ich tat, konnte nur ein Tropfen auf den heißen Stein sein. Trotz des Zeitmangels, den die Behandlung der vielen Menschen mit sich brachte, sah ich keine andere Möglichkeit, als die wenigen freien Stunden und meine finanziellen Ressourcen zu nutzen, Licht des Wissens in die Finsternis zu bringen. **Defacto hatten wir in Deutschland ein Phänomen wie in einem unterentwickelten Land. Nur, dass nicht Hungernde am Wegesrand bettelten und die Bessergestellten achtlos vorübergingen. Bei uns gab es keinen Mangel an bezahlter Arbeit und erschwinglicher Nahrung. Bei uns gab es einen Mangel an Bewusstsein.** Gebannt von täglicher Rundumberichterstattung, Talkshows, Expertengremien und politischem Daueraktionismus rannte man verständnislos an Tausenden von leidenden Mitbürgern vorbei. Wir hatten kein materielles Problem, sondern ein geistiges. Die Fülle an unsortierten Fakten schien das allgemeine Bewusstsein eher zu verwirren. Ein roter Faden für die echten Probleme war in der Medienberichterstattung kaum noch zu finden.

Vor einigen Wochen hatte ich begonnen, denjenigen, die ich abweisen musste, ein von mir entworfenes Informationsblatt zukommen zu lassen. Es enthielt eine kompakte Zusammenfassung dessen, was ich über die Ursachen von Impfnebenwirkungen und ihre Behandlungsmöglichkeiten sagen konnte. So hatten sie die Chance, einen Arzt oder eine Ärztin zu finden, die mutig genug war, sich abseits der wegschauenden Mainstream-Medizin mit den Patienten auf einen vorsichtig experimentierenden Behandlungspfad zu begeben. Parallel dazu stellte ich auf eigene Kosten eine Assistenzärztin ein, die mir half, die Nebenwirkungen zu melden sowie meinen anschwellenden Berg an Kenntnissen zu sortieren und zu systematisieren. Inzwischen hatte ich über einhundert Fälle, von denen die Variationsbreite der Symptome, die Laborbesonderheiten und die Wirkungen der Therapieversuche zu erfassen waren. So konnte ich schon einiges zu dem Thema „Impfnebenwirkungen" sagen, als eine MDR-Reporterin ein Interview mit mir darüber führte.

Ich bewunderte den Mut dieser erfahrenen Fernsehjournalistin. Unerschrocken arbeitete sie daran, tabuisierte Bereiche auszuleuchten. Sie interviewte Betroffene und setzte ins Bild, wie körperlich fitte junge Menschen zu

Invaliden geworden waren. Sie besuchte den Kardiologen Professor Bernhard Schieffer, der eigentlich an Post-COVID forschte und sich wegen der Ähnlichkeiten mit diesem Syndrom auch den Impfnebenwirkungen widmete. Wie ich war auch er in kurzer Zeit zum überquellenden Hoffnungsanker für die Betroffenen geworden. Sein Institut hatte tausend solcher Fälle gesehen, über dreitausend standen auf seiner Warteliste.

Am 23.03.2022 wurde der Beitrag der mutigen Journalistin bei Plus-Minus in der ARD gesendet. [27] Nun war der Blick auf das neue Post-Vakzin-Syndrom auch für die allgemeine Öffentlichkeit einen Spalt breit freigegeben. Tausende von diesem Syndrom Betroffene, meist jüngeren Alters, so der Bericht, tauchten im Sicherheitsbericht des *Paul-Ehrlich-Instituts* gar nicht auf. Auch ich hatte feststellen müssen, dass höchstens drei Prozent der Fälle vor der Behandlung bei mir schon als Impffolge gemeldet worden waren, obwohl sie durch die Hände einer Vielzahl von Ärzten in Praxen und Krankenhäusern gegangen waren. Hatte das Trommeln der Impfkampagne in die Gehirne von

---

[27] https://www.ardmediathek.de/video/plusminus/impfschaeden-wie-deutschland-bei-der-erforschung-hinterherhinkt/das-erste/Y3JpZDovL2Rhc2Vyc3RlLmRlL3BsdXNtaW51cy80MGUxNDDdmOS0yMTNlLTRhMGEtOTBjNi1jMGFjMzFjMjA3YWU

Medizinern eingegraben, dass es keine Nebenwirkungen geben könne, sodass sie meinten, ihre Meldepflicht getrost vernachlässigen zu dürfen? Beruhte die Risikobeurteilung des Paul-Ehrlich-Instituts mehr auf einer sich selbst erfüllenden Prophezeiung als auf realen Fakten? Konnten sich die Millionen Geimpften noch auf die Validität der Aussagen der etablierten Sicherungssysteme und Experten verlassen, wenn sie ihre Einwilligung zur Impfung per Unterschrift besiegelten?

Durch die unmittelbar bevorstehende Abstimmung im Deutschen Bundestag über die allgemeine Impfpflicht waren diese Fragen brandaktuell geworden. Es ging um nichts weniger als darum, das essentielle Grundrecht auf die uneingeschränkte eigene Verfügungsgewalt über den eigenen Körper aufzugeben.

Paradox: Mit dem Slogan „Mein Bauch gehört mir" hatte die moderne Gesellschaft das Abtreibungsrecht erstritten. Nun sollte man über seinen Arm nicht mehr verfügen dürfen? Täglich die neuen tragischen Impffolgen vor Augen zu haben, ließ mich die gesellschaftliche Debatte kaum ertragen.

In einem Interview in der Berliner Zeitung brachte ich mich neben den Fragen der Schaden-Nutzen-Relation und der staatlichen Fürsorgepflicht beim Impfen auch mit gesellschaftspolitischen und ethischen Argumenten ein und sagte:

„Aus meiner medizinhistorischen Beschäftigung mit den Themen Rassenlehre und Rassenhygiene der Weimarer Zeit weiß ich: Die Väter des deutschen Grundgesetzes waren sich der Gefahr bewusst, dass sogar eine moderne und aufgeklärte Industrienation in Barbarei verfallen kann. Der aus heutiger Sicht menschenfeindliche Sozialdarwinismus war in den Köpfen von hochangesehenen Wissenschaftlern entstanden und schon vor 1933 als Theorie im Mainstream verankert. Ärzte und Juristen fühlten sich deshalb damals legitimiert, eine führende Rolle in der eugenischen NS-Programmatik einzunehmen. Aus dieser Kenntnis verbieten sich Ausnahmetatbestände bezüglich der Selbstbestimmung und der körperlichen Unversehrtheit. Wer heute meint, das Grundgesetz dahingehend aufweichen zu dürfen, hat die historischen Lehren aus der NS-Zeit nicht verstanden. Das große Problem des 19. und 20. Jahrhunderts waren Nationalismus und Rassismus. Das 21. Jahrhundert leidet eher daran, dass die exponentiell wachsende technologische Potenz nicht mehr mit der Verträglichkeit der menschlichen Natur und seiner Umwelt in Einklang zu bringen ist. Das größte Problem aus meiner Sicht ist aber, dass die Finanzkraft weniger globaler Player geeignet ist, das öffentliche Leben der Nationen und seine Institutionen egozentrisch zu durchwuchern. Die 80-prozentige Finanzierung der *Weltgesundheitsorganisation* WHO durch private Investoren, meist aus der Pharmabranche, ist nur ein Beispiel dafür. Eine Impfpflicht würde das Tor zum Missbrauch weit öffnen." [28]

„Eine Impfpflicht würde das Tor zum Missbrauch weit öffnen." Dieser Satz hallte auch noch in Kommentaren der aufgewühlten Internetdiskurse nach.

---

[28] Ruth Schneeberger: „ *'Eine Impfpflicht würde das Tor zum Missbrauch weit öffnen.' Interview mit Erich Freisleben.* " Berliner Zeitung, 31.03.2022, https://www.berliner-zeitung.de/gesundheit-oekologie/eine-impfpflicht-wuerde-das-tor-zum-missbrauch-weit-oeffnen-li.219816

Vor der Parlamentsabstimmung nahm die Hitze der Debatte täglich zu. Die Redakteurinnen und Redakteure, die es wagten, das Tabu bezüglich der Nebenwirkungsgefahren der Impfungen zu berühren, mussten sich oft intern gegen die Anschuldigung verwehren, sie würden die Solidarität der Impfkampagne untergraben und Geschäfte der Impfgegner fördern.

Auch Wissenschaftler konnte es hart treffen. Professor Harald Matthes, der eine Gastprofessur an der Charité innehält, führte eine Nachbeobachtungsstudie von Geimpften durch. Obwohl dies eigentlich eine essentielle Pflichtaufgabe einer verantwortungsvollen Gesundheits-politik gewesen wäre, sah er sich einem Shitstorm vermeintlicher Experten ausgesetzt. Der Grund: Seine vorläufigen Ergebnisse kamen auf eine Anzahl von 0,8 Prozent schwerer Nebenwirkungen pro Impfung anstelle der vom *Paul-Ehrlich-Institut* errechneten 0,02 pro 1000. Dies hatte er ebenfalls in dem ARD-Bericht öffentlich gemacht.

Die Charité distanzierte sich umgehend öffentlich von Professor Matthes, schon bevor alle Details der Studie geprüft worden waren. An der Korrektheit der Berechnung, die auf 0,8 Prozent hinauslief, war nicht zu rütteln. Die Zahl von knapp 10.000 Studienteilnehmern war kaum geringer als diejenige der Pharmastudien zur Impfung. Als „schwer" war definiert, wer länger als drei Monate arbeitsunfähig oder krankenhauspflichtig gewesen war. Als Beobachtungsstudie waren weitere Kriterien, wie üblich, noch nicht festgelegt. Denn man konnte ja nicht von vornherein wissen, was die Forschung zutage bringen würde. Selbst wenn tatsächlich ein Haar in der Suppe des Studiendesigns gewesen wäre, hätte sie ja dennoch ein Risikosignal abgegeben, dem verantwortungsbewusste Ärzte hätten nachgehen müssen.

Dazu sei angemerkt, dass die Pfizer-Studie zu den Nebenwirkungen des eigenen Impfstoffs erhebliche Mängel - z.B. bezüglich Verblindung und andere, von einer Mitarbeiterin offengelegte Probleme - offenbarte, ohne dass dies irgendeine Wirkung auf ihre Akzeptanz gehabt hätte.

Die Charité, das von der Politik gehätschelte Vorzeige-Flaggschiff deutscher Universitätsmedizin, reagierte aber offensichtlich nicht wegen substantieller Bedenken, sondern meines Erachtens allein um das politische Narrativ der Harmlosigkeit der Impfung nicht zu beschädigen.

Von der Validität der vom *Paul-Ehrlich-Institut* herausgegebenen Zahlen hing die Risikobeurteilung der Impfkampagne und damit ihrer Legitimität ab – sie sollten und durften nicht in Frage gestellt werden. Schon das Verfassungsgericht hatte sie zur Grundlage der Beurteilung der Verfassungskonformität der Gesetzesbeschlüsse gemacht. Diese Zahlen waren die magische Beruhigungspille für die Aufklärungsgespräche vor dem millionenfach verabreichten Corona-Impfstoff. Denn wer sollte schon das Pech haben, zu den 0,02 Geschädigten zu gehören?

Ein ähnlich hektisches Infragestellen von Warnhinweisen hatte die Öffentlichkeit Anfang März des Jahres schon einmal erlebt. Die *BKK Provita* trennte sich nach vierzig Dienstjahren umgehend von ihrem bisherigen Vorstand Andreas Schöfbeck, weil er aus den Krankenkassendaten herausgelesen hatte, dass es viel mehr Nebenwirkungen nach einer Corona-Impfung gebe als in der offiziellen Statistik auftauchen würden.

„Peinliches Unwissen oder hinterlistige Täuschungsabsicht – was davon den Vorstand der BKK Provita bewogen hat, vor angeblichen Alarmzahlen bei Impfkomplikationen zu warnen, weiß ich nicht. Die Schlussfolgerungen aus der Datenlage sind jedenfalls kompletter Unfug", wetterte der Bundesvorsitzende des *Verbandes der niedergelassenen*

Ärztinnen und Ärzte (Virchowbund) Dirk Heinrich bei-spielsweise in einer Presserklärung. [29]

Im Juli gab die Kassenärztliche Bundesvereinigung auf eine Anfrage des *Gesundheitsausschusses des Deutschen Bundestages* hin eine Auswertung ihrer Daten bezüglich der Corona-Impfungen bekannt. Die Nebenwirkungs-quote aller Impfungen war 2021 mit denen der Jahren 2016 bis 2020 verglichen worden. Nicht unterschieden wurde dabei zwischen leichteren, nicht meldepflichtigen und schwereren, meldepflichtigen Krankheitszuständen. Unter Berücksichtigung der unterschiedlichen Anzahl von Impfungen wurden 2021 rund 15-Mal mehr Neben-wir-kungen von den Vertragsärzten codiert. Dieses Ergebnis gab dem gefeuerten Krankenkassenchef Schöfbeck Recht. „Peinliches Unwissen oder hinterlistige Täuschungsab-sicht" waren offensichtlich weniger ein Problem der weni-gen Mutigen, die auf eine Untererfassung hinwiesen, sondern eher auf Seiten derer, die keine Risikosignale gel-ten lassen wollten und weiterhin auf ein Schadenspoten-tial an schweren Nebenwirkungen von 0,02 pro 1000 pochten.

---

[29] https://www.virchowbund.de/pressemitteilungen/details/schwurbel-bkk-gibt-falschen-alarm-bei-impfnebenwirkungen

Dass die Zahlen des *Paul- Ehrlich-Institutes* weit weg von der Realität lagen, ergab sich aus vielen Betrachtungen. Bereits die Zulassungsstudie von Pfizer für Biontech zeigte in dem RCT (randomisierte kontrollierte Studie) in der Verumgruppe der älter als 55-jährigen eine SAE-Rate (Nebenwirkungsrate) von 0,8 Prozent; in der Gruppe unter 55 Jahren lag diese bei 0,4. Alle Zulassungsstudien von Pfizer und Moderna wurden durch Dutta et al. ausgewertet und sind in der VigiBase Datenbank der *WHO* niedergelegt. [30]

Eine Auswertung der VigiAccess-Datenbank der *WHO*-Daten ergab im Juli 2022: 4.029.255 Reports mit 9.690.672 einzelnen Impf-Nebenwirkungen.

Transparenztest.de, ein „Portal für transparente Informationen in der Pandemie", hat die *WHO*-Daten für Covid-Impfungen mit denen anderer Impfungen verglichen und kommt zu folgenden Ergebnissen:

---

[30] Siddharta Dutta, Rimple Jeet Kaur, Pankaj Bhardwaj et al.:
„Adverse events reported from the COVID-19 vaccines: A descriptive study based on the WHO database (VigiBase®)."
In: Indian Journal of Clinical Biochemistry. 2021 Oct;36(4)
https://pubmed.ncbi.nlm.nih.gov/33814753/

„Die personenbezogenen Verdachtsfälle der Covid-Impfnebenwirkungen steigen und steigen. Sie übertreffen absolut und anteilbereinigt alle bisher da gewesenen Meldungen zu Impfnebenwirkungen. Auch anteilbereinigt je 1.000.000 Impfungen übertreffen die gemeldeten Impfnebenwirkungen der COVID-Impfungen die für Polio um das 19-fache (12/2021 15-fach) und die der TBC um das 82-fache (12/2021 67-fach).

Bei den Verdachtsfällen mit Todesfolge liegen COVID-Impfungen noch höher bei 19-fach (12/2021 16-fach) zur Polio- und 126-fach (12/2021 105-fach) zur TBC-Impfung.

In einzelnen Kategorien fällt dies teils extrem aus. Beispielsweise wurden 54-fach mehr Nervensystemstörungen nach COVID-Impfung als nach Polio- und 972-fach mehr als nach TBC-Impfung, anteilbereinigt, gemeldet. Unser Update zeigt, dass die Meldungen an die Arzneimittelbehörden für die mRNA-COVID-Impfnebenwirkungen die der konventionellen Impfstoffe für z.B. Polio/TBC um mehrere Tausend Prozent (z.B. Faktor 82 = 8.200% höher, Faktor 167 = 16.700%) übersteigen. Im

Vergleich mit den Daten Ende 2021 ist eine kapitale Steigerung mit teils Verdopplung der gemeldeten Nebenwirkungsraten zu verzeichnen. Wichtig: Diese Zahlen beziehen sich nicht auf die absoluten, sondern bereits auf die anteilbereinigten Werte, welche die Anzahl der weltweit Geimpften ins Verhältnis setzt." [31]

Diese Auswertung deckt sich in ihrer Gesamttendenz mit denen der *Kassenärztlichen Bundesvereinigung*, selbst wenn es im Detail deutliche Unterschiede gibt. Beide Dokumentationen geben eindeutige Risikosignale ab und strafen alle Politiker und Fachleute Lügen, die einst behaupteten, die COVID-Impfung sei nur ein Pieks, Impfung sei Impfung und später erkennbare Nebenwirkungen würde es bei Impfungen nicht geben.

Warum also kann das *Paul-Ehrlich-Institut* behaupten, keine Risikosignale zu finden?

Ein Dokument der Meldeerfassung durch das *PEI*, das eine Betroffene nach sechsmaliger Aufforderung zugesandt bekam, lüftet das Geheimnis. Es liegt einfach an der Methodik der Erfassung!

---

[31] https://www.transparenztest.de/post/who-vigiaccess-datenbank-4029255-reports-mit-9690672-einzelnen-impf-nebenwirkungen

Long-COVID und Post-COVID sind dadurch aufgefallen, dass ein Komplex mit verschiedenen Symptomen nach der Krankheit für einige Zeit verblieb, so etwa Schwäche, Konzentrationsstörungen, Kopf- und Nervenschmerzen. Bei dem Krankheitsbild handelte es sich also charakteristischerweise um die Verbindung mehrerer Symptome, die in verschiedenen Zusammensetzungen auftreten konnten. Ärzten fiel dies nach einiger Zeit auf, und dadurch bekamen die Syndrome ihre Namen.

Das Erfassungsdokument des *Paul-Ehrlich-Instituts* zeigt aber Folgendes: Jedes Symptom wird einzeln erfasst und in dieser Einzigartigkeit bewertet. Dadurch, dass sich die Impfnebenwirkungen vielleicht aus einem Strauß von mindestens vierzig Symptomen zusammensetzen - auch wenn jede Kombination etwas anders ist -, erhalte ich viele Signale, wenn ich die Nebenwirkungskomplexe zähle. Untersuche ich jedoch losgelöst davon jedes einzelne Symptom auf seine Häufigkeit, werden die Signale spärlicher, weil jedes einzelne Symptom ja wesentlich seltener auftritt als der Komplex. Genau das zeigt jedoch das Erfassungsdokument des PEI: Jedes der Symptome war mit einem DRA-Code als Herznebenwirkung, Sehstörung, gastrointestinale Störung usw. erfasst worden. Hinter den

Laborwerten war als letzter Code NR10008874 für „Chronisches Müdigkeitssyndrom" angehängt. Wenn dies die Diagnose sein soll, die das Computerprogramm aus den Einzelsymptomen ermittelt hat, dann wäre die Risiko-Erkennung gleich Null. Denn wie kann man ein komplexes neues Syndrom auf die Schablone eines gängigen Krankheitsbilds einengen?

Ich hatte, wie oben dokumentiert, auf genau diesen Komplexcharakter bereits im September 2021 in meinem Schreiben an das *Paul-Ehrlich-Institut* hingewiesen. Und ich war sicher nicht der Einzige.

Franz Kafka und das Paul-Ehrlich-Institut

Das Verwirrspiel um die Bezifferung der Impfneben-wirkungen will offensichtlich kein Ende nehmen. Nachdem wir Ärzte bisher angehalten waren, Nebenwirkungen an das *Paul-Ehrlich-Institut* und die *Arzneimittelkommission der Deutschen Ärzteschaft* zu melden, gibt es seit einigen Monaten die Anweisung, fortan an das zuständige Gesundheitsamt zu melden. Nun beginnt ein undurchsichtiges

Ping-Pong-Spiel, wie es in Kafkas Roman *Der Proceß* [32] nicht treffender hätte beschrieben werden können! Zunächst muss die Amtszuständigkeit recherchiert werden. Gesundheitsämter sind chronisch überlastet. Was sie prüfen sollen, bleibt schleierhaft, denn dies erfordert eine spezielle Kompetenz. Sie haben lediglich die zusätzliche Arbeit, die Meldung weiter an das *Paul-Ehrlich-Institut* zu schicken. Dieses schickt, wie ich erfahren muss, meine Meldungen als „unvollständig bearbeitet" an das Gesundheitsamt zurück. Vom Gesundheitsamt erhalte ich einen Brief, in dem mir die mit viel Mühe verfasste Meldung, die alle wesentlichen Informationen enthält, zurückgeschickt wird. Ich werde gebeten, alle Informationen erneut auf ein Formblatt des *Paul-Ehrlich-Instituts* einzutragen. Dazu soll ich noch 30 Eintragungen in einen „Berichtsbogen zur Erstdiagnose eines chronischen Fatigue-Syndroms (ME/DFS) nach Impfungen gegen Covid-19" tätigen. Diese Eintragung ist sachlich sinnlos, weil es sich gar nicht um die bekannte Diagnose „chronisches Fatigue Syndrom" handelt, sondern um einen Strauß von Symptomen, eben

---

[32] Franz Kafka: Der Proceß. Frankfurt a.M.: Fischer Tb. 5. Aufl. Neuausgabe 2011.

dem neuen *Post-Vakzin-Syndrom*, zu dem oft unter anderen Symptomen auch eine dem chronischen Fatigue Syndrom ähnliche Symptomatik gehört.

Dass einer der wenigen Ärzte, der überhaupt zu den 5 Prozent Meldebereiten zählt, nach seiner ursprünglichen Meldung, die ihn schon 40 Minuten unvergütete Arbeitszeit gekostet hat, sich noch einmal hinsetzt und 30 wenig sinnvolle Fragen beantwortet, grenzt an Unmöglichkeit! In der Konsequenz fallen damit, so ist es zu vermuten, sogar akribisch dokumentierte Nebenwirkungsmeldungen wegen vermeintlich „unvollständiger Angaben" unter den Tisch. Weil der Verdacht einer Verschwörungstheoretik jeden trifft, der einen Tropfen Essig in den Wein der propagierten Impf-Sicherheit schüttet, arbeitet die Schere im Kopf und reduziert schon vorab den Kreis der meldenden Ärzte. Dies haben einmütig alle Betroffenen berichtet. Durch das beschriebene Melde-Ping-Pong, das Fehlen einer Vergütung für die aufwendige Meldearbeit, die zeitfressenden Nachfragen und die Erfassung von Einzelsymptomen anstelle des krankheitstypischen Komplexgeschehens ist endgültig sichergestellt, dass die tatsächliche Menge an Impfnebenwirkungen nur in „homöopathischer" Verdünnung Eingang in die offizielle Dokumentation findet.

Nur so kann erklärt werden, dass das für die Arzneimittelsicherheit zuständige Bundesinstitut kein Risikosignal wahrnimmt, obwohl sogar Laien, die meine vierunddreißig im Buch und meine zweihundert auf meiner Homepage dokumentierten Fälle überfliegen, unschwer die Charakteristik der komplexen Nebenwirkungssymptomatik erfassen können.

Würde ein Arzt seine Patienten vor einem Eingriff so unvollständig informieren, würde er im Schadensfalle regresspflichtig werden oder sogar seine Zulassung verlieren. Wer aber wird für die Folgen geradestehen, wenn der verschleiernde Vorhang den Blick auf den tatsächlichen Umfang der Nebenwirkungen frei gibt?

Darf ich vermuten, dass dann niemand der zuständigen „Verantwortungsträger", sondern die Allgemeinheit steuerfinanziert für die gewaltigen Entschädigungs-zahlungen aufkommen muss?

Wer wissen wollte, konnte durchaus wissen. Aber von Impfnebenwirkungen wollte kaum jemand etwas wissen. Das Credo vom „Erlöser"-Impfstoff und den „vom Bösen besessenen" Zweiflern war so gewaltig, dass schließlich sogar die „Gläubigen" exkommuniziert wurden, sofern sie Folgewirkungen aufwiesen, die nicht dem reinen „Impf-Katechismus" entsprachen. **Ketzer und Gläubige statt offener, konstruktiver Debatte – die moderne Welt zurück im Mittelalter. Ein Waterloo für die Macht des Verstandes und ein Sieg für die Kraft der Werbemanipulation. Der Umgang mit dem neuen Impfstoff und seinen Licht- und Schattenseiten nagte geradezu an den Grundfesten des Aufklärungserbes.**

Fortan zu dritt

Von Kolleginnen und Kollegen, die unbeeindruckt vom allgemeinen Jubelgetöse in der Lage waren, nüchtern auf die Realität zu schauen, meldeten sich einige bei mir mit dem Wunsch nach Erfahrungsaustausch. In den wenigen Rückrufen, die ich in meinem engen Zeitkontingent tätigen konnte, fand ich die Bestätigung für alle meine Aussagen. Schwere Impfnebenwirkungen waren keine absolute Seltenheit, sondern ein Phänomen, auf das Hausärzte immer wieder in ihrem Alltag trafen, sofern sie wach dafür waren. Im Unterschied zu mir hatten sie allerdings keinen

Zugang zur öffentlichen Wahrnehmung finden können oder dies auch nicht gewollt. Und die medizinische Fachpresse schwieg eisern.

Eine junge Ärztin, die selbst von lebensgefährlichen Nebenwirkungen betroffen war, und eine Universitätsprofessorin hatte ich auf deren Kontaktwunsch hin zurückgerufen. Daraus entspann sich ein Impuls für ein gemeinsames Ziel. Wir wollten den Teil der Kollegenschaft, der sich dem Nebenwirkungsthema geöffnet hatte, für einen regelmäßigen fachlichen Austausch in einer Arbeitsgruppe zusammenbringen... und so gleich auch ein Netz von Behandlern schaffen, damit die Betroffenen nicht mehr quer durch die Republik fahren mussten, um Hilfe zu bekommen.

Das, was unser Trio in kurzer Zeit auf die Beine stellte, konnte sich sehen lassen! Die Professorin, die einem nichtmedizinischen Fach angehört, war ein erfahrenes Organisationstalent, und die Kollegin hatte sich tief die Materie eingearbeitet und schon zahlreiche fachliche Verbindungen geknüpft. Außerdem konnte sie ebenso geduldig und warmherzig mit Betroffenen wie auch versiert mit Kollegen telefonieren und hatte wegen ihrer körperlich bedingten Arbeitsunfähigkeit den zeitlichen Raum dafür. Ich konnte endlich den vielen Anfragen von Kollegen einen Kontakt nennen. Parallel dazu wollten wir neue Anlaufstellen für die Behandlung rekrutieren und unsere Kenntnisse verbessern. Es war eine Freude und es gab Mut, auf Menschen zu treffen, denen es fernab von jeglichem finanziellen Begehren allein um eine gute Sache ging!

Mein Beitrag in unserem Dreiergespann lag in der persönlich wahrgenommenen Erfahrung der Behandlung einer großen Zahl von Betroffenen. Bis Ende August 2022 handelte es sich dabei um 280 bis 300 schwere Nebenwirkungen. Aus meinem ursprünglichen Praxisklientel wiesen 52 solche Symptome auf. Bei einer Gesamtzahl von durchschnittlich 2600 Patienten in meiner Doppelpraxis nehme ich eine Impfquote von 60 Prozent an. Die meisten waren außerhalb der Praxis geimpft worden. Es handelte sich also um etwa 1560 Geimpfte, viele davon drei- oder sogar vierfach. Wenn ich diese 1560 ins Verhältnis zu den schwer von Nebenwirkungen Betroffenen setze, komme ich auf eine Rate von 3,3 Prozent. Bei durchschnittlich 2,5 Impfungen läge die Quote für jede einzelne Impfung bei

1,3 Prozent, also deutlich über der von 0,8 Prozent, die Herr Professor Matthes bei seiner Nachuntersuchung von 10.000 Geimpften gefunden hatte. Die Differenz zwischen der Untersuchung von Professor Matthes und meiner Dokumentation sehe ich darin begründet, dass man die wirkliche Zahl an Nebenwirkungen erst erfassen kann, wenn man das Komplexbild des Post-Vakzin-Syndroms kennt. In jedem Fall sind beide Befunde meilenweit entfernt von der Quote des *Paul-Ehrlich-Institutes* von 0,02 pro 1000 Impfungen.

Neben dem unpassenden Aufgreif-Instrumentarium spielt bei der Diskrepanz besonders die niedrige Meldequote der Ärzte eine Rolle. Durch große internationale Studien zum Thema „Meldefrequenz für Arzneimittelneben-wirkungen" war dieser Mangel bekannt. Eine Metastudie der Pharmakologin Lorna Hazell von der *Drug Safety Research Unit Southampton*, die 12 Länder diesbezüglich untersucht hatte, kam auf eine Untermelderate von 94 Prozent.[33]

---

[33] Lorna Hazell & Saad A.W. Shakir: „*Under-Reporting of Adverse Drug Reactions.*" https://link.springer.com/article/10.2165/00002018-200629050-00003

Fachleute wussten also sehr wohl um das Meldeproblem. Um dennoch Sicherheit zu gewährleisten, wären groß angelegte Begleituntersuchungen eine unverzichtbare Pflicht gewesen.

Von den 250 Betroffenen, die nicht ursprünglich zu meiner Praxis gehörten, waren vor der Konsultation drei Meldungen von Ärzten getätigt worden und vier weitere von den Patienten selbst. Da alle zuvor durch die Hände von zahlreichen Ärzten in Praxen und Krankenhäusern gegangen waren, lag die reale Meldetätigkeit also im Promillebereich. Sehr oft wurden Nebenwirkungen a priori ausgeschlossen, ein Erfolg von Propaganda. Man erinnere sich dabei an die Verkündungen des Gesundheitsministers, der von „praktisch nebenwirkungsfreien" Impfungen sprach. Besonders schlug zu Buche, dass zwar Long-COVID und Post-COVID durch die Presse und die medizinischen Gazetten gegangen waren, Post-Vakzin jedoch, obwohl den beiden in vielem ähnlich nirgends beschrieben worden war.

Mit meinen bescheidenen Kenntnissen zum Post-Vakzin-Syndrom war ich nicht viel mehr als ein schwachsichtiger Einäugiger unter Blinden. Einigen Nebenwirkungs-betroffenen konnte ich sehr gut helfen, sodass sie weitge-

hend beschwerdefrei wurden. Bei vielen hatte mein The-
rapiekonzept dafür gesorgt, dass die Beschwerden erträglicher wurden. Aber einigen konnte ich trotz aller
Bemühungen nicht helfen und ich wusste nicht, warum die
gleiche Therapie bei ähnlicher Symptomatik unterschiedliche Ergebnisse erbrachte. Sukzessive erweiterte sich jedoch mein Verständnis der pathologischen Vorgänge und
ihrer Behandlungsoptionen.

5. Das Virus und die Impfung – Woran wir sind

Was wir wissen

COVID-Erkrankung, Long-COVID, Post-COVID und Post-Vakzin-Syndrom

Das Coronavirus ist seit 1960 bekannt, zunächst nur als harmloses Rhino-Virus. Im Laufe der letzten sechzig Jahre traten drei gefährlichere Varianten auf, die als SARS- CoV, MERS und als SARS-CoV-2 bezeichnet wurden. Etwa 80 Prozent der Bevölkerung verfügt durch gelegentliche Infektionen über Antikörper gegen die alljährlich wiederkehrenden, fast immer harmlosen Corona-Varianten. Blut-Antikörper werden in der Regel innerhalb von vielen Monaten bis wenigen Jahren allmählich abgebaut, Gewebsantikörper in den Schleimhäuten können über Jahrzehnte den Erreger trotz seiner Mutationsneigung erkennen und helfen, ihn meist schnell zu beseitigen. Die seit 2020 grassierende Variante, die zur Pandemie geführt hat, verfügt über wesentliche Änderungen an den Spikes, den charakteristischen Stacheln. Diese Veränderungen sind für die stärkere Gefährlichkeit des Virus verantwortlich. Es bestehen nach wie vor unterschiedliche Auffassungen von der Entstehung dieser Variante. Coronaviren gibt es bei den Fledermäusen wie bei den Menschen und die gängige Theorie geht davon aus, dass sich durch Wechsel zwischen den Wirten Mensch und Tier die neue Variante entwickelt habe.

Hartnäckig hält sich aber auch die Theorie der Laborentstehung, zumal sich am Ort des ersten Ausbruchs in Wuhan ein virologisches Institut befindet, an dem Amerikaner mit Chinesen gemeinsam an Coronaviren, unter anderem von Fledermäusen, forschen. Dort finden sogenannte Gain-of-function-Forschungen statt, die an einer künstlichen Verschlimmerung von Virenwirkungen experimentieren, insbesondere daran, Zoonosen (altgr., tierische Infekt-Erreger springen durch Mutation auf den Menschen über) für den Menschen gefährlich zu machen.

Die Argumente für die Laborentstehung der Wuhan-Variante des Coronavirus gewinnen jedoch zunehmend an Überzeugungskraft. Selbst die bisher strikte Präferenz der

Zoonose-Theorie seitens der WHO bröckelt inzwischen. [34]

In einer Studie, die der Nanowissenschaftler Prof. Dr. Roland Wiesendanger im Zeitraum von Januar bis Dezember 2020 durchführte, kam dieser zu dem Ergebnis, dass sowohl die Zahl als auch die Qualität der Indizien überwältigend für einen Laborunfall in Wuhan als Ursache der gegenwärtigen Pandemie sprächen. [35] Wiesendangers Argumente wurden inzwischen durch die Fakten, die der erfahrene Molekularbiologe Prof. Günter Theißen seit Anbeginn der Pandemie zusammengetragen getragen hat, eindrucksvoll unterstützt. Die Festlegung der Mehrzahl der Fachleute und eines Großteils der Medien auf eine rein natürliche Entstehung des Virus geschah offensichtlich ohne hieb- und stichfeste Beweise. [36]

Unabhängig von der Beweisführung der verschiedenen Theorien hatte mich sogleich die Komplexität der schweren Erkrankungen aufgrund der Spikes der Wuhan-Variante erstaunt. Die Nebenwirkungen durch die Impf-Spikes

---

[34] Thomas Oysmüller: „*WHO: Markt von Wuhan nicht Ursprung von Covid.*" Tkp, 15.08.2022, https://tkp.at/2022/08/15/who-markt-von-wuhan-nicht-ursprung-von-covid

[35] Roland Wiesendanger: „*Studie zum Ursprung der Coronavirus-Pandemie.*" http://doi.org/10.13140/RG.2.2.31754.80323

[36] Günter Theißen: „*Das Virus: Auf der Suche nach dem Ursprung von Covid-19.*" Frankfurt a.M.: Westend Verlag 2022.

zeigten mir - wie weiter unten beschrieben wird - ein noch komplexeres Geflecht von Entgleisungen zahlreicher körperlicher Schutzfunktionen. Dass ein in so vielfältiger Hinsicht auf menschliche Schädigungen zugeschnittenes Virus spontan ohne Zwischenwirte und längere Zeiträume natürlich entstanden sein soll, würde aus meiner Sicht an Zauberei grenzen. Da die gesamte Verantwortung bezüglich aller fatalen Auswirkungen der Pandemie an die Frage der Virus-Entstehung geknüpft ist, ist hier eine unerbittliche Aufklärung nötig und verbietet sich jegliche voreilige Festlegung.

Dass in jedem Winter vermehrt virale Infekte zum Tode führen können, vor allem bei den Menschen, die von ihrem Alter her oder auf Grund schwerer Vorerkrankungen besonders gefährdet sind, gehört zu den normalen Lebensrisiken, vor denen man sich nur begrenzt schützen kann. Das SARS-CoV-2-Virus hat auf Grund seiner Veränderungen an den beiden Teilstücken S1 und S2 seiner Spikes ungewöhnliche Eigenschaften, die sie für einen Teil der Erkrankten gefährlicher machen. Sie können neben den bekannten, auf die Schleimhäute begrenzten Begleiterscheinungen wie Bronchitis und Lungenentzündungen

eine Salve von Überreaktionen im komplexen immunologischen System auslösen, die zu einer tödlichen Kaskade
von Gerinnungsstörungen und Organzerstörung führen
kann. Erst durch Sektionen wie jener, die der Hamburger
Pathologe Klaus Püschel entgegen der Anordnung der
WHO durchführte, wurden diese Zusammenhänge deutlich. [37] Dies wirkte sich insofern segenbringend auf die
Therapie aus, als dass immundämpfende Behandlungen
mit Kortison wesentliche Fortschritte brachten.

Bei Long-COVID bleiben vermutlich ähnliche, aber weniger gravierende immunologische Irritationen bestehen,
bis der Körper sie innerhalb weniger Monate beseitigen
kann. Bei Post-COVID bleiben sie länger als drei Monate.
Oft haben sich unter anderem im Rahmen einer ungenü-
genden Virusbeseitigung und einer immunologischen
Fehlregulation Autoantikörper gebildet, die für einen Teil
der bleibenden Symptome verantwortlich sind. Manchmal
helfen dann mehrfache Blutwäschen, um solche Antikörper zu entfernen.

---

[37] Alissa Kim: „*Wir untersuchen die Toten nicht ausreichend.*"
Interview mit Klaus Püschel." *Cicero Online* 04.08.2021 https://www.ci-
cero.de/innenpolitik/impfrisiken-obduktionen-tote-nach-corona-impfung-
impfkomplikation-klaus-pueschel

Über das Post-Vakzin-Syndrom, das so lange vom Mainstream der Wissenschaft und von der praktizierenden Medizin nicht wahrgenommen werden wollte, war von kritischen Geistern im Verborgenen vieles bereits entdeckt worden, was für die Gesamtzusammenhänge - und damit auch für COVID-19, Long-COVID und Post-COVID - wichtig ist. Die Kenntnisse wurden in inter-nationalen Foren unter Wissenschaftlern und Ärzten zusammengetragen und untereinander ausgetauscht. Vom Stand des Wissens zum Zeitpunkt der Jahresmitte 2022 soll im Folgenden berichtet werden.

Überdauern der künstlichen Spikes

Der erste Knackpunkt ist die Persistenz, also das Verbleiben des schädigenden Auslösers im Körper. Im Falle von Post-Vakzin bedeutet dies in erster Linie ein Verbleiben der vom Körper selbst produzierten Spikes. Wie durch feingewebliche Untersuchungen bereits nachgewiesen, kann beispielweise in den Keimzentren von Lymphknoten die Produktion von Spikes entsprechend der einst durch die Impfung in die Zellen eingebrachte Bauanleitung für die S1 und S2 Peptide weiterlaufen. [38]

Dies ist deshalb beunruhigend, weil diese Peptide den schädlichsten Teil des veränderten Coronavirus darstellen. **Dadurch, dass, anders als von den Herstellern der mRNA-Technik angegeben, die Spikes nach Bildung der gewünschten Antikörper nicht in jedem Falle beseitigt werden können, ist anzunehmen, dass das Spike-Antigen und die dagegen gebildeten Antikörper sich in einem permanent schwelenden Konflikt befinden.** Dieser findet offensichtlich in der Hauptsache an den kleinsten Blutgefäßen statt, den Kapillaren. Deren innere Auskleidung, das Endothel, gerät dabei in einen Entzündungsvorgang, der Endothelitis genannt wird.

Nun kann der von mir beschriebene Vorgang zum jetzigen Zeitpunkt noch nicht als sicher bewiesen gelten. Aber es gibt dafür gewichtige Hinweise. Zum einen gibt es mit dem VEGF einen Laborwert, der eine Endothelitis anzeigt. Zum anderen gibt es die histologischen Befunde der bereits

---

[38] Katharina Röltgen, Sandra C.A. Nielsen, Oscar Silva et.al.: „*Immune imprinting, breadth of variant recognition, and germinal center response in human SARS-CoV-2 infection and vaccination.*"
In: *Cell* 185 17.03.2022, https://doi.org/10.1016/j.cell.2022.01.018

genannten Pathologen, die mit einer Spezialfärbung auch das Spikeprotein am Endothel sichtbar machen konnten.[39] Wie ich weiter unten bei zwei Fallschilderungen dokumentieren konnte, sind die geimpften Spikes noch nach vielen Monaten im Biopsie-Material mittels einer immunhistochemischen Methode nachgewiesen worden. Wissenschaftler schätzten bislang, dass solche Proteine allenfalls wenige Wochen im Körper verbleiben könnten.[40] Das *Center for Disease Control and Prevention (CDC)*, die oberste Gesundheits- und Seuchenbehörde Amerikas, behauptet seit zwei Jahren, die Körperzellen würden die Spikes wenige Tage nach der Impfung loswerden. Die neuerliche Nachweismöglichkeit hat allerdings offensichtlich dazu geführt, dass das CDC das Paradigma von der kurzen Lebenszeit der Impfspikes still und leise von seiner Homepage gelöscht hat. [41]

---

[39] Peter F. Mayer: „*Studie: Schädliche Impf-Spikes verbleiben Monate im Körper.*" Tkp 09.02.2022, https://tkp.at/2022/02/09/studie-schaedliche-impf-spikes-verbleiben-monate-im-koerper
[40] http://web.achive.org/web/20220721092000/https:/www.cdc.gov/coronavirus/2019-ncov/vaccines/different-vaccines/mrna.html
[41] Thomas Oysmüller: „*CDC-Rückzieher: Behauptung, dass sich Spike-Protein abbaut, ist gelöscht.*" Tkp 13.08.2022, https://tkp.at/2022/08/13/cdc-rueckzieher-behauptung-dass-sich-spike-protein-abbaut-ist-geloescht

Kann es bei so viel Heimlichtuerei bezüglich hochbrisanter Fakten verwundern, dass immer mehr Bürger sich über alternative Quellen informieren?

Ein bei Impfnebenwirkungen geradezu zuverlässig pathologischer Laborwert findet sich laut meiner Dokumentation bei der Untersuchung des Immunsystems. Es handelt sich dabei um die auf der digitalen Plattform des Buches dokumentierte Verminderung der zytotoxischen Zellen, insbesondere der Zentralen Memory T-Zellen. Ihre verringerte Anzahl im Blut spricht für ihr Auswandern ins Gewebe und für eine Erschöpfung infolge des Dauereinsatzes zur Beseitigung der Spikes. Der direkte Nachweis der toxischen Peptide an Lebenden mittels Massenspektrographie scheint kurz vor dem Durchbruch zu stehen. [42]

Mit diesen Erkenntnissen fällt ein mächtiger Schatten auf das „Wunderkind" mRNA-Technologie. Wäre dies für eine nennenswerte Anzahl Geimpfter gesichert gesichert, würde das bedeuten, dass die Unbedenklichkeit dieser Impfungen nicht garantiert werden könnte und unabsehbare Folgeschäden möglich wären.

---

[42] https://pathologie-konferenz.de

Bei den Impfspike-Proteinen ist unter anderem eine Aminosäure anders als beim Virus, offensichtlich um die Lebensdauer zu verlängern. Kann dieser Umstand, der vielleicht als Stabilisierung des Impferfolgs gedacht war, im Falle der beschriebenen Nebenwirkung nicht auch nachteilig sein? Und was passiert mit den Lipidnanopartikeln? Was bewirken sie in der Zelle und wie werden sie entsorgt?

Unwillkürlich erinnert dieser sorglose Umgang mit brisanten Kräften an die berühmte Ballade „Der Zauberlehrling", die Johann Wolfgang von Goethe vor zweihundert Jahren als Warnung vor menschlicher Überheblichkeit und Machtrausch gedichtet hatte. Der Schlusssatz, den Goethe damit auch den „Lehrlingen" des sich verselbstständigenden Wissenschaftszeitalters mitgibt, endet mit den Worten:

> *„Denn als Geister*
> *ruft euch nur zu seinem Zwecke,*
> *erst hervor der alte Meister"* [43]

---

[43] https://www.deutschelyrik.de/der-zauberlehrling.335.html
Johann Wolfgang von Goethe: „*Der Zauberlehrling*"

Haben wir uns mit unseren biotechnologischen Höhenflügen verzockt? Eine aufrichtige Aufklärung ist hier unabdingbar!

Die Mikrozirkulationsstörung

Die durch das Antigen-Spike sowie die Spike-Antikörper ausgelösten Komplexe, die nicht nur zur Endothelitis, sondern auch zu kleinen Thromben in den Kapillaren führen können, scheinen also die wesentliche Ursache für eine Durchblutungsstörung in den kleinsten Gefäßen zu sein. Betroffene von dadurch ausgelösten Nebenwirkungen wie „Gehirnnebel/Brainfog", Sehstörungen, Tinnitus, Herzbeschwerden, Atembeschwerden und wechselnden Missempfindungen im Körper berichten von einer Verbesserung ihrer Beschwerden, sobald blutverdünnende Mittel wie *Heparin* gegeben werden.

Die Mikrozirkulationsstörungen können offensichtlich von Augenärzten gesehen werden. Ansonsten sind sie sehr schwer diagnostizierbar. Beim „Brainfog" ist das cerebrale MRT normal, wenn beim Gefühl von Luftmangel die Sauerstoffsättigung gemessen wird, findet man ebenfalls meist übliche Werte, das EKG und die Auswurffraktion des Herzens sind bei Herzsensationen ungestört. Kurzum: Die Störungen auf der Ebene der Mikrodurchblutung fallen bei den üblichen Untersuchungen nicht als pathologisch auf. Erst die Behandlung mit einem blutverdünnenden Mittel, am besten in Kombination mit Kortison, bringen durch eine prompte Besserungswirkung Licht in das Dunkel der Diagnostik.

Laut einer Mitteilung von Dr.med. Dirk Wiechert, Facharzt für Allgemeinmedizin, der stets neusten Forschungsergebnissen auf der Spur ist, berichtete Greg Slabodkin, Chefredakteur von *ScienceBoard*, über ein Forschungsergebnis, das während der wissenschaftlichen Kongresswoche 2022 der Basic Cardiovascular Sciences der *American Heart Association* vorgestellt wurde. Demzufolge verfügt nur das Spikeprotein, das dem SARS-CoV-2 und keinen anderen Coronaviren entspricht, über die TLR4 (Toll-like Rezeptor 4) einen zusätzlichen Weg, der auf dem angeborenen Immunsystem beruht und zu lokalen als auch systemischen Entzündungen führen kann.

Über die Antikörperbildung hinaus, die eine zu vernichtende oder zu opfernde Zelle erkennt, gibt es über TLR4 also noch einen zusätzlichen Mechanismus, der zu unerwünschten Entzündungen führen kann, die überall im Körper Schaden anrichten können. [44]

Direkte Organschäden

Immunhistologische Nachweise der zwei Pathologen, deren Befunde offiziell nicht kommentiert oder mit wenig sachbezogenen Argumenten ins Reich der Verschwörungstheorien verwiesen werden, zeigen eindrücklich, wie Virusspikes und auch Impfspikes nicht nur in die Blutgefäße, sondern auch ins Gewebe der Organe direkt einwandern können. Dabei werden sie von starken Immunreaktionen begleitet, die wiederum die Organfunktion stören oder sogar zum Erliegen bringen können. [45]

---

[44] Dirk Wiechert: Dr. Wiechert Gesundheitsnewsletter vom 13.08.2021. https://dr-wiechert.com/newsletter/gesundheitsnewsletter-vom-13-08-2022-falldarstellung-eines-zweitinfektes-mit-omikron-einer-ungeimpften-person-und-neg-antigentest-binne-35-tagen-ganz-brisante-informationen-zum-spikeprotein-von

[45] https://pathologie-konferenz.de

Immunsystemstörungen, Rezeptorstörungen

Die Störungen des Immunsystems scheinen bei COVID, Long-COVID, Post-COVID und Post-Vakzin der vielleicht wesentlichste Faktor zu sein. Die Vakzin-induzierte immunogene thrombotische Thrombozytopenie (VITT), ein Blutplättchen-Mangel im Rahmen von Verklumpungen, ist auf Impfungen mit vektorbasierten SARS-CoV-2-Vakzinen (beispielweise von AstraZeneca) beschränkt. Dennoch gibt es bei allen mRNA-Impfstoffen Thrombosen, die immunologisch ausgelöst werden. Darüber hinaus sehen wir eine lange Reihe von Antikörpern, die nach diesen Impfungen entstehen können. Zum einen sind es die Antikörper, die zu speziellen, vor allem neurologischen Krankheiten führen, wie dem Guillain-Barré-Syndrom, einer Multiplen Sklerose oder auch zu anderen Autoimmunerkrankungen wie der rheumatoiden Arthritis. Auch Verschlimmerungen vorbestehender Autoimmunkrankheiten werden berichtet. Zum anderen bilden sich aber auch funktionelle Antikörper, die man von Impfungen bisher nicht kannte. Diese setzen an den Rezeptoren der G-Proteine an (GPCR) und können eine Reihe von Funktionsstörungen wie Blutdruckschwankungen, Herzrasen oder Herzrhythmus-

134

störungen, vegetative Veränderungen wie etwa des Wärme- und Kälteempfindens und Muskelfunktionsstörungen bewirken. [46] Da diese Rezeptoren sich in zahlreichen Organen befinden, wie im Auge, den Nieren, dem Herzen oder den Genitalorganen, sind die durch Autoantikörper ausgelösten Folgestörungen auch ungewöhnlich vielfältig. Solche agonistischen Autoantikörper werden laut Frau Dipl. Ing. Marion Bimmler, Biochemikerin und Ingenieurin für Labortechnik, die über Jahrzehnte an den AAK geforscht hat, bei Blutspendern vereinzelt in 3 Prozent der Fälle gefunden. Impfgeschädigte haben in etwa 70 Prozent der Fälle meist mehrere dieser Autoantikörper ausgebildet.

Als weitere mögliche Folgen können Störungen am angeborenen wie dem erworbenen Immunsystem auftreten. Eine davon habe ich an etwa dreihundert Impfgeschädigten selbst feststellen können und auch im Anhang dokumentiert. Dies betrifft, wie schon berichtet, die Verminde-

---

[46] Stephanie Seneff, Greg Nigh, Anthony M. Kyriakopoulos et al.: *„Innate Immune Suppression by SARS-CoV-2 mRNA Vaccinations: The role of G-quadruplexes, exosomes and microRNAs. In: Authorea.* 21.01.2022, https://www.authorea.com/users/455597/articles/552937-innate-immune-suppression-by-sars-cov-2-mrna-vaccinations-the-role-of-g-quadrplexes- exosomes-and-micrornas?commit= d033a57415da0ca976b27f11d81a4cd604f7fdc7

rung der T8-Zellen und der zytotoxischen Zellen. Diese Konstellation kennt man auch von Autoimmunerkrankungen. Sie kann zusätzlich zu einer Verschlechterung der Immunabwehrbereitschaft führen und damit zur Infektanfälligkeit. Das vermehrte Wiederauftreten von bereits überwundenen Krankheiten wie der Gürtelrose oder dem Pfeifferschen Drüsenfieber nach COVID und nach COVID-Impfungen sind Beispiele für eine herabgesetzte Immunabwehr. Hierzu passend ist seit geraumer Zeit eine stark zunehmende Werbeaktivität für die Impfung gegen Gürtelrose zu beobachten.

Das Mastzellaktivierungssyndrom

Ein weiteres großes Problemfeld bietet das Mastzellaktivierungssyndrom (MCAS). Mastzellen sind überall im Körper vorhanden und lösen allergische und pseudoallergische Reaktionen aus. Sie unterstützen die Immunabwehr durch Bildung von Entzündungsmediatoren, Zytokinen und Histamin. Beim MACS kommt es zu einer Überreaktion des Mastzellsystems, was die Immunabwehr eher stört als fördert und unter anderem zusätzlich Herzrasen, Herzrhythmusstörungen, Durchfall, Magen-Darm-

Beschwerden, Übelkeit, Hautrötung und Nesselsucht auslösen kann. Besonders stark können die Symptome werden, wenn, wie bei der Histamin-Intoleranz, der Abbau von Histamin gestört ist. Beim Post-Vakzin-Syndrom ist sehr häufig eine übermäßige Aktivierung der Mastzellfunktion festzustellen, die ihrerseits die immunologischen Irritationen verstärken können. Davon sind Menschen mit der besagten Histamin-Intoleranz besonders betroffen.

Mitochondriopathie

Dieser Begriff bezeichnet eine Erkrankung der Mitochondrien, die sich in jeder Körperzelle befinden und diese mit dem Kraftstoff Adenosintriphosphat (ATP) versorgen. Einige Betroffene haben nur milde Symptome, andere leiden an schweren Schädigungen der Muskeln und des Nervensystems. Ursache sind normalerweise angeborene genetische Störungen. Es haben sich aber ähnliche Symptome auch nach viralen Infekten gezeigt, die dem Chronic-Fatigue-Syndrom ähneln und eine chronische Müdigkeit verursachen. Solches wird inzwischen beim Post-COVID-Syndrom und seit kurzer Zeit ebenfalls beim Post-Vakzin-Syndrom vermutet. Ob diese Störungen eher durch eine direkte Spike-Einwirkung oder durch Membranantikörper entstehen, ist dabei noch nicht geklärt. Die therapeutischen Bemühungen können zumindest die Mitochondrien-Funktion im Falle der häufigen Fatigue miteinbeziehen.

Small-Fiber-Neuropathie

Dies ist eine Erkrankung, die durch eine Nervenschädigung der kleinen, nicht ummantelten peripheren Nervenfasern verursacht wird. Diese sogenannten C-Fasern finden sich in den peripheren Nerven der Haut und in verschiedenen Organen. Sie dienen einerseits der Innervation der Haut und sind andererseits an der Regulation von Organen beteiligt. Charakteristisch sind die brennenden Schmerzen an den Extremitäten. Nebenwirkungsbetroffene schildern diese Symptomatik häufig. Auch hier bleiben die elektrischen Messungen der Nervenleitgeschwindigkeit der Neurologen stumm, was leicht dazu führt, dass die Beschwerden als psychosomatisch verkannt werden.

Bildung Amyloid-ähnlicher Strukturen

Amyloid ist ein Protein-Polysaccharid-Komplex, der sich im Rahmen einer Amyloidose ablagert. Diese Komplexe sind pathologisch gefaltete Eiweiße, die sich histologisch durch eine Affinität zu Kongorot und grüne Doppelbrechung im polarisierten Licht bemerkbar machen. Eine Amyloidose kann reaktiv bei chronischen Entzündungen wie beispielsweise bei rheumatoider Arthritis und Osteomyelitis auftreten. Ebenso können das familiäre Mittelmeerfieber, Formen der Herzinsuffizienz und die Alzheimer-Demenz mit Amyloid assoziiert sein. Es gibt erste, allerdings noch nicht ausreichend gesicherte Beobachtungen, dass auch bei Covid-Erkrankungen wie auch nach Covid-Impfschäden Amyloid entstehen kann.

Die Lücken im Verständnis

Wir kennen inzwischen viele Details, jedoch noch nicht die Ketten des Geschehens. Das neue Coronavirus SARS-CoV-2 nutzt den ACE2-Rezeptor als Eintrittspforte in die Zellen. Anders als bei seinem Vorgänger SARS-CoV-1 gibt es noch einen weiteren Eintritts-Rezeptor.

Nur im Spike-Protein von SARS-CoV-2 gibt es eine Spaltstelle, die die Proteine S1 und S2 durch die Furinprotease trennt. Dieses Enzym kommt besonders in den Atemwegen vor. Am Ende des S1-Proteins besteht eine Ähnlichkeit mit einem Peptid, das an Neuropilin 1 bindet. Über den Rezeptor für Neuropilin 1, der in vielen menschlichen Geweben einschließlich der Atemwege, Blutgefäße und Neuronen vorhanden ist, findet damit das SARS-CoV-2-Virus ein zweites Eintrittstor. [47]

Die unterschiedlichen Verhältnisse zwischen SARS-CoV-1 und SARS-CoV-2 erklären auch zum Teil die Unterschiede der Krankheitsverläufe. Ersteres Virus verursachte im Wesentlichen eine auf den Atemtrakt beschränkte Erkrankung mit Lungenentzündung. SARS-CoV-2 löst ein Geschehen aus, das sich vor allem an den Blutgefäßen abspielt und damit den gesamten Körper betrifft.

Gesunde Erwachsene erkennen zu über 80 Prozent über ihre T-Zellen den Erreger durch vorangegangene Kontakte mit den früheren Coronaviren. Sie haben sogenannte Gewebsantikörper in den Schleimhäuten. Diese effektive Verteidigungslinie verhindert meist schon, dass der Erre-

---

[47] https://pathologie-konferenz.de

ger es schafft, seine toxische Wirkung bis in alle Körperzellen auszudehnen. Die Impfung veranlasst in erster Linie die Bildung von humoralen, also im Blut befindlichen, Antikörpern gegen die Spikes. Diese Antikörper können durch schnellere Beseitigung der Spikes fatale Verläufe vermindern. Wegen der fehlenden Bildung von Gewebsantikörpern werden Ansteckungen, die über die Schleimhäute laufen, allerdings nicht verhindert. Deshalb können sich Geimpfte auch leicht wieder infizieren, bis sie über die natürliche Infektion ebenfalls Schleimhaut-Antikörper erworben haben.

Also ist der Ausweg aus der Pandemie nur über die natürliche Infektion zu erreichen.

Long-COVID-, Post-COVID- und Post-Vakzin-Syndrom

Der Knackpunkt bei Long-COVID und Post-COVID könnte in einem längeren Verbleiben von Viren im Körper liegen, wenn zwar Antikörper gebildet wurden, diese aber nicht ausreichten, den Erreger völlig zu beseitigen. Dann können noch Reste der Spikes ihre toxische Wirkung entfalten und das Immunsystem über längere Zeit irritieren. Oft schafft der Körper es über längere Zeit, diese Störenfriede zu beseitigen.

Beim Post-Vakzin-Syndrom scheint das Haupt-problem zu sein, dass die durch den Impfstoff veranlasste Produktion der Spikes nicht sofort nach der Antikörperbildung aufhört. Die toxische Wirkung ständig nachgebildeter Spikes kann sich dann trotz vorhandener Antikörper entfalten. Es entsteht ein schwelender Kampf zwischen Neuentstehung und Vernichtung von Spikes. Für diese Theorie spricht, dass man bei Geimpften oft noch nach Monaten erhöhte D-Dimere findet, die permanente unterschwellige Gerinnungsvorgänge anzuzeigen scheinen. Ebenso wären darüber einige Veränderungen am Immunsystem erklärt. Denn die zytotoxischen Zellen haben die Aufgabe, von Erregern befallene Zellen mitsamt diesen abzutöten. Diese Sorte an T-Zellen ist beim Post-Vakzin-Syndrom fast immer dauerhaft vermindert, wie aus meiner bereits erwähnten Dokumentation hervorgeht. Die Abwesenheit dieser Abwehrzellen im Blut könnte mit ihrer Anwesenheit an vielen Einsatzstellen in den Geweben, vor allem aber in den kleinsten Gefäßen, erklärt werden. Somit gäbe es eine Art Stellungskrieg der zytotoxischen „Killerzellen" mit den Spikes, bei dem sich das

Immunsystem erschöpft. Erklärt wäre damit auch der ständige Alarmzustand, der sich in einer IL1beta- und IL 10-Erhöhung und in der Mastzellaktivierung ausdrückt. Im Zuge dieses Daueralarms scheint sich oft die Vielzahl an Autoantikörpern zu bilden, die man von bisher keiner Impfung kennt. Könnte es auch sein, dass die Bildung von Autoantikörpern einen eher misslungenen Versuch darstellt, die toxischen Spikes von den Rezeptoren abzuwehren?

Diese Erklärungsmuster sind keineswegs gesichert. Um die Ketten des Geschehens zu verstehen, bedarf es intensiver wissenschaftlicher Erforschung. Leider wird diese dadurch blockiert, dass die Impfstoffe schon vor der genauen Erfassung ihrer Begleitwirkung als das Nonplusultra zur Pandemieüberwindung kommuniziert wurden. **Jeder, der den Dingen kritisch nachgeht, gerät schnell in den Verdacht, er wolle lebensrettende Impfstoffe schlecht machen. Solche Vorabfestlegungen sind jedoch absolut wissenschaftsfeindlich, denn sie widersprechen dem ehernen Grundsatz, dass die wissenschaftliche Forschung nur weiterkommt, wenn sie ihre eigenen Ergebnisse auch falsifizieren kann.**

Von der Theorie zur Behandlung

Immerhin können mit Hilfe der genannten Theorien auch Behandlungsansätze abgeleitet werden, die bei vielen Betroffenen wirksam sind. Ausgehend von dem Gedanken, dass ähnlich wie bei den schweren COVID-Erkrankungen auch beim Post-Vakzin-Syndrom eine zwar nicht so blitzartige, jedoch eine schwelende Übererregung der immunologischen Abwehrsysteme stattfindet, halte ich als Erstmaßnahme ein Eindämmen der überschießenden Immun- und Mastzellreaktion mittels Kortisons für sinnvoll. Natürlich müssen dabei allgemeine Kontraindikationen und eine mögliche Reaktivierung von früheren Viruserkrankungen als Hindernis beachtet werden. Dieses Herunterfahren der Überreaktionen mit einer immunsuppressiven Therapie über ca. drei bis vier Wochen begleite ich mit gerinnungshemmenden Mitteln, meist mit einer zehntägigen *Heparin*-Gabe. Diese Behandlung verbessert sehr oft einen Teil der Beschwerden. Weiterhin gehört zu meiner Standardtherapie eine Blockade der überkochenden Histamin-Entstehung mit Antihistaminika vom H1- und H2-Typus, z. B. *Desloratadin* und *Famotidin*, begleitet von einer Histamin-armen Diät. Beim Vorliegen von agonistischen Antikörpern können auch zusätzlich Medikamente gegeben werden, die diese von ihren Rezeptoren verdrängen, wie beispielsweise Angiotensin blockierende Antihypertensiva.

In einer zweiten Behandlungsphase geht es mehr um die Entgiftung und die Unterstützung der natürlichen Abwehrkräfte. Die sogenannte TH1- und TH2-Balance, ein wichtiges immunologisches Zusammenspiel, ist meist in Richtung eines TH1-Mangels verschoben. Hier kommen Glutathion und hochdosiertes Vitamin C zum Einsatz. Ein unterstützendes Angebot an Spurenelementen, Vitaminen und Q10 kann die Mitochondrien Funktion unterstützen. Als wirkungsvoll wird von den Betroffenen die Gabe von Nattokinase zur Fibrinauflösung empfunden, besonders bei Mikrozirkulationsstörungen. Eine immunstärkende Wirkung durch eine Low-Dose-Naltrexon (LDN) Therapie eignet sich besonders im Anschluss der Ersttherapie mit Kortison. Bei Kortison-Unverträglichkeit kann sie auch ersatzweise eingesetzt werden. Allgemeines zu diesen Therapeutika ist im Internet zu finden.

Da die Impfnebenwirkungen subjektiv oft als Entfremdung vom Selbstgefühl empfunden werden, können zur Unterstützung Körpertherapien sinnvoll sein. Die

Betroffenen sehnen sich fast alle danach, ihr gewohntes Lebensgefühl, ihr „altes Leben" wiederzuerlangen.

Die Lockerung der geistig-seelischen Integrität als häufiger Effekt bei den Impfnebenwirkungen gilt es im Behandlungskonzept ernst zu nehmen. Denn wie wir aus der Psychoimmunologie wissen, befinden sich Psyche und Immunsystem in enger wechselseitiger Beeinflussung. Dies nicht zu berücksichtigen, ließe eine wirksame Behandlungsoption ungenutzt.

Auf zwei weitere Praxiserfahrungen möchte ich hinweisen: Typisch an der schnellen Erschöpfbarkeit beim Post-Vakzin-Syndrom ist das Phänomen, dass der Energieabfall sehr plötzlich eintritt und oft ungewöhnlich lange Zeit zur Regeneration benötigt. Offensichtlich beruht er nicht auf Sauerstoffmangel, der sich ja schneller erholen würde, sondern möglicherweise auf einer begrenzten Leistungsfähigkeit der Mitochondrien.

Eine weitere Beobachtung ist für die Organdiagnostik wichtig: Schmerzen im Rumpf und den Extremitäten werden häufig wohl nicht am Ort des Geschehens ausgelöst, sondern im Gehirn. Dafür spricht, dass oft keine segmentalen Begleitphänomene wie Sensibilitätsveränderungen zu finden sind. Somit muss auch die Behandlung über eine Beeinflussung einer Entzündung oder einer Mikrozirkulationsstörung im Gehirn gehen.

Meine groben Behandlungsempfehlungen stützen sich nicht auf evidenzbasierte Leitlinien, denn diese gibt es aus den genannten Gründen auch nicht. Die Anwendung sollte immer von Ärzten eingeleitet und überwacht werden. Meine Empfehlungen beruhen auf der eigenen Erfahrung mit etwa dreihundert Behandlungen von Impfnebenwirkungen, auf Hinweisen von Betroffenen, auf wissenschaftlichen Recherchen und auf Austausch mit Kollegen, die ebenfalls mit dieser Behandlung Erfahrungen gemacht haben. Der Wissenstand entspricht dem des Sommers 2022. Meine Homepage enthält ein über vierzig Seiten langes Informationspapier über die Diagnostik und Therapie der Nebenwirkungen mit zahlreichen Quellenverweisen. Es ist maßgeblich durch Zuarbeit meiner sehr geschätzten Kollegin Dr. med. Brüggemann entstanden, die selbst den Leidensweg der Impfnebenwirkung durchschreiten musste und sich dabei einen großen Fundus an Kenntnissen aneignete. Sie hat in akribischer Kleinarbeit die wesentlichen Informationen zusammengestellt und mit Quellen versehen. Der Diskussion des Inhalts kam meine Erfahrung mit der großen Zahl an Betroffenen genauso wie die Kenntnisse weiterer Kolleginnen und Kollegen zugute. Damit auf dieser Basis das Papier in Zusammenarbeit ständig weiterentwickelt werden kann und es **für jeden Behandler kostenlos von der Internetseite info@cormea.org abrufbar ist,** dafür hat sich die organisationstüchtige und stets wahrheitssuchende Frau Professor Henrieke Stahl mit viel Engagement eingesetzt. Durch Zusammenarbeit versierter Kolleginnen und Kollegen wollen wir dazu beitragen, die Basis der Behandler zu erweitern. Denn die wenigen Ärztinnen und Ärzte, die sich bisher diesem Thema widmeten, können unmöglich den großen Therapiebedarf decken. Auch meine persönliche Behandlungskapazität ist längst überstrapaziert, zumal ich meine Praxis im Sommer dieses Jahres abgegeben habe. Ich arbeite zwar noch als angestellter Arzt weiter, befinde mich aber in der allmählich ausklingenden Phase meiner ärztlichen Tätigkeit. Letztendlich hoffen wir, dass in nicht allzu ferner Zeit jede Arztpraxis und jedes

Krankenhaus in der Lage sein wird, das Post-Vakzin-Syndrom zu erkennen und zu behandeln.

Für den begrenzten Rahmen dieses Buches ist zur Übersicht eine Kurzfassung der ausführlichen Information im Anhang abgedruckt. Diese ist dafür gedacht, dass sie kopiert an Hausärzte weitergegeben wird. Von einer Selbstbehandlung ohne ärztliche Begleitung ist abzuraten. Aber auch Behandler sollten sich unbedingt einmal mit der ausführlichen Fassung beschäftigt haben!

6. Persönliche Sicht

Das Leiden sichtbar gemacht

Viel wurde über Wirkungen der natürlichen COVID-
Infektion und der Impfungen gesagt und viele Zahlen wurden dabei in den Raum gestellt, auch bezüglich der zu erwartenden Nebenwirkungen. Ich möchte die Debatte
nicht mit neuen Studien bereichern oder auf Zahlenanga-
ben fokussieren. Mir ist wichtig, das große mir begegnete
Leid aus dem konkreten Geschehen meiner Hausarztpraxis sichtbar zu machen. Deshalb habe ich auf der digitalen
Plattform zweihundert Leidensgeschichten in der Form
abgedruckt, wie sie an die entsprechenden Stellen gemeldet wurden. Wenn Sie diese Seiten durchgehen, werden
Ihnen Menschen jeden Alters, vor allem aber auch junge
Leute begegnen, deren Biografie durch die Nebenwirkungen einen Bruch erlitten hat. Ich wünsche allen, dass sie
wieder ganz gesund werden! Mich haben manche der Leidensgeschichten in der Nacht eingeholt und mir den Schlaf
geraubt. Auch die Krankenschwester, die fast vierzig Jahre
lang ganz selbstverständlich sich aufopfernd ihren Dienst
an den Kranken versah und nun als unsozial beschimpft

wurde, weil sie der Impfung nicht traute, kam mir oft wieder in den Sinn.

Viel Lack ist inzwischen von den neuen Impfstoffen abgefallen. Sie konnten weder Übertragung noch Ansteckung verhindern, geschweige denn trotz der notwenigen Quote die versprochene Herdenimmunität erzeugen. [48] Nun ist sogar die Unbedenklichkeit erheblich in Frage gestellt. Vielleicht profitieren von den neuen Impfstoffen nur ein Teil der Bevölkerung und ein anderer nicht. Dies sicher zu definieren, müssen wir erst noch lernen.

Diejenigen, die willig alles gemacht haben, was von ihnen als „gute Staatsbürger" verlangt wurde und die dann als eine Minderheit durch einschneidende Nebenwirkungen aus der Bahn geworfen wurden, bekamen gesellschaftlich und medizinisch oft einen Platz als Psychokranke oder Spinner zugewiesen. Dies zeigt, dass hier etwas in den moralischen Zuweisungen von Anfang an nicht gestimmt hatte. Dem offiziell beschworenen Narrativ des Impfens

---

[48] https://corona-blog.net/2022/08/15/ema-unterlagen-zu-biontech-aus-2020-offenbaren-keine-zuverlaessige-schlussfolgerung-ueber-die-wirksamkeit-des-impfstoffs

als sozialem Akt entsprechend, hätte man sie wie Kriegs-
versehrte ehren müssen, die wegen einer Gemeinschafts-
angelegenheit verwundet wurden. Wenn das Gegenteil
eintritt, darf wohl mit Recht an der Lauterkeit politischer
Statements gezweifelt werden. Die Gemeinschaft unseres
Landes hat viel aufzuarbeiten.

Wir wissen zu wenig

Corona, das Post-COVID-Syndrom und das Post-Vakzin-
Syndrom umgeben Merkwürdigkeiten, die viel Raum für
Spekulation lassen. Ungereimtheiten zu leugnen und ihre
Thematisierung als Verschwörungstheorie zu etikettie-
ren, greift zu kurz. Den fatalen Verläufen der Krankheit
Corona, die zu Beginn auftraten, standen die Ärzte relativ
hilflos gegenüber. Als wenn eine Bombe ins Immunsystem
geworfen worden wäre, geriet das Wunderwerk der Immunabwehr in eine panische Verwirrung, im Verlauf derer immer mehr Schutzsysteme versagten und der Tod
schwer aufzuhalten war. Die Medizin hat dazugelernt und
auch die folgenden Mutationen haben die chaotischen Entgleisungen zur Seltenheit werden lassen. Omikron

schließlich hat die Gefährlichkeit etwa auf Influenza-Niveau herabgekühlt.

Warum die tödlichen Verläufe nur einige, etwa 0,2 % (weltweit werden 0,1% geschätzt) der Bevölkerung eines Landes ereilte, wissen wir nicht. Das hohe Alter ist als ein hauptsächlicher Risikofaktor anzusehen. Hier kann vermutet werden, dass den Betroffenen vor allem der Schutz durch die humorale und zelluläre Abwehr fehlte, die die alljährlichen Infektionskontakte mit den bisher harmlosen Coronaviren hinterlassen hatte. Aber es gab auch weitere Umstände wie Übergewicht, Diabetes und andere unbekannte mehr, die solche Verläufe begünstigten. Die Kette des Versagens der Körpersysteme fand vor allem in einer späteren Phase der Erkrankung statt, wenn das Immunsystem den Erreger nicht im ersten Gegenschlag beseitigen konnte.

Beim Post-COVID-Syndrom verblieben Dauerschäden, die zum Teil mit Autoantikörpern zusammenhängen. Wenn diese technisch herausgefiltert werden konnten, ging es einigen prompt besser.

Beim Post-Vakzin-Syndrom gibt es nach meinen Beobachtungen verschiedene Abstufungen. Ein kleiner Teil leidet nur an einem Symptom, die meisten haben jedoch einen Strauß von etwa vier oder mehr Beschwerden, bei denen Schwäche und schnelle Erschöpfbarkeit fast immer eine Rolle spielen und Nervenstörungen, Muskelschmerzen und Veränderungen in der Gehirnfunktion häufig sind. Vieles davon hat mit unterschwelligen Entzündungen und Durchblutungsstörungen zu tun. Die starken vegetativen Symptome mit wechselnden Herzsensationen, Blutdruckabfall oder Blutdruckkrisen, die echten Lähmungen, schweren Sehstörungen und Organfehlfunktionen beruhen zu einem großen Teil auf Autoantikörpern. Auch hier kann mittels Immunabsorption oder Apherese versucht werden, eine Besserung zu erreichen. Sie kostet jedoch insgesamt oft über 10.000 Euro und wird von den Krankenkassen bisher kaum bezahlt. Auch gibt es aus Betroffenenkreisen Berichte, dass diese Behandlung manchmal nur eine kurze Entlastung brachte oder gar nicht half. Sehr selten sei sogar eine Verschlechterung eingetreten. Wegen dieser Umstände habe ich diese Behandlung immer erst als letzten Versuch empfohlen, wenn nichts anderes geholfen hatte.

Die große Merkwürdigkeit beim Post-COVID-Syndrom, besonders aber beim Post-Vakzin-Syndrom besteht darin, dass nahezu alle üblichen diagnostischen Maßnahmen die Probleme nicht erfassen. Spezifische Laborparameter, mit denen sie besser erfasst werden können, werden in den Cormea Informationsblättern genannt.

Der Gegensatz einer so schwierigen Nachweisbarkeit bei gleichzeitiger enormer Beeinträchtigung so vieler Körperfunktionen hat einen Gedanken in mir nie ruhen lassen: **Wenn dieses Coronavirus mit seinen so folgenreichen Veränderungen an den Spikes ein Produkt der Gain-of-function-Forschung, also einer mutwilligen Verschlimmerung eines Virus als Waffe wäre, dann könnte man von einem teuflischen Meisterwerk sprechen! Es ist schließlich in der Virologie ohne Beispiel, dass ein Erreger zu so vielfältigen Störungen ganz wesentlicher Lebensfunktionen führt, ohne dass es mit unserer gängigen modernen Diagnostik erfasst werden kann.** Ich habe mich mit der Labortheorie des Physikers Professor Roland Wiesendanger, der Argumente zusammengetragen hat, die für einen künstlichen Ursprung und gegen die Theorie einer Zoonose sprechen, nicht beschäftigt, halte es jedoch für dringend nötig, hier investigativ am Ball zu bleiben. Schließlich hätten wir eine völlig andere Weltlage, wenn für die Pandemie und die weiteren, die für die Zukunft angekündigt werden, nicht der Klimawandel und die Kontakte zwischen Menschen und Tieren verantwortlich wären, sondern menschlich erzeugte Kunstprodukte. Angesichts der zahlreichen tödlichen Monster, die der Mensch bereits erfunden hat, wie Giftgas, Atomwaffen und Drohnen, wären solche biotechnologischen Waffen durchaus denkbar. Eine gruselige Vision, die man schnell wegwischen will. Aber die menschliche Erkenntnisfähigkeit und ihre technologischen Produkte haben uns in eine weltweite Gefahrensituation gebracht, die nur mit äußerster Wachsamkeit und gesundem Verstand im Zaum gehalten werden kann.

Tabus aufbauen und Tabus brechen

Die gesamten Vorgänge um die Pandemie haben Schlaglichter auf den Zustand unserer modernen Gesellschaften geworfen. Ein erstes beleuchtet, dass sich inmitten einer kulturellen Entwicklung, bei der man immer mehr mit Traditionen und Tabus bricht, eine Kehrtwende vollziehen konnte. Die Moderne verabschiedete sich von Riten und Religionen, brach mit der Liberalisierung des Abtreibungsrechts das Tabu der vorgeburtlichen Tötung genauso wie mit dem selbstbestimmten Sterben das der mutwilligen Tötung am Lebensende. Änderungen der Geschlechtlichkeit sind ebenfalls ein Recht der Selbstbestimmung geworden, neue Diversitäten sollen keine Grenzen mehr haben. Die Forschungsziele zu Eingriffen in die Genetik und zur Veränderung der menschlichen Natur weiten sich immer mehr aus und werden auch rechtlich zunehmend akzeptiert. Die Erde wird mit Satelliten umspannt und eingreifende Technologien werden weltweit etabliert, ohne dass je darüber demokratisch abgestimmt wurde. Eine grenzenlose Technologisierung der Welt wird wie ein Naturereignis hingenommen. Alles unter dem Motto: Mehr Freiheit, keine Limits, alles ist möglich. In der Pandemie allerdings gab es eine Rolle rückwärts in Richtung Zwang! Der liberalen Selbstbestimmung, ausgedrückt beispielsweise im genannten feministischen Slogan „Mein Bauch gehört mir" folgte nun die Entmündigung, die da lautet: „Dein Arm gehört der Gesellschaft." Und wie wir nun wissen, weit mehr als der Arm. Auch das individuelle körperliche System, eventuell die persönlichen Existenzbedingungen oder vielleicht sogar das Leben werden damit der Eigenverantwortung entzogen. Die Akzeptanz eines Eingriffs in die Zellfunktion galt plötzlich als moralische Pflicht, die sogar zur rechtlichen Verpflichtung zu werden droht. In der gesellschaftlichen Debattenkultur wurde der „Rettung durch Impfung" die Allmacht eines unumstößlichen Glaubenssatzes verliehen und das Hinterfragen als Ketzerei erlebt. Wer sich persönlich gegen die Impfung entschied oder wer durch sie geschädigt wurde, musste sich als Aussätziger fühlen in einer Gesellschaft, die keine Abweichungen vom Impf-Ideal zuließ.

Müssen wir angesichts einer Religiösierung der manipulativen Potenz an menschlichen Zellen nicht aufwachen und auf den Pfad der echten Evidenz zurückfinden? Sollten wir nicht wieder an die Tugend der offenen Debatten und der wissenschaftlichen Freiheit anknüpfen und den Dingen mit der ungezügelten Macht unseres Verstands auf den Grund gehen? Unsere historische Lehre sollte doch wohl sein, dass sich im ärztlichen Handeln und in der Wissenschaftsfreiheit nie wieder unangreifbare Paradigmen etablieren dürfen und ethische Grundsätze nie mehr relativiert werden dürfen. Deshalb muss nun alles auf den Tisch und im Lichte der gemeinschaftlichen Vernunft geprüft werden. Neue Tabus im Denken darf es nicht geben!

Mein Drängen auf eine vorurteilsfreie Bewertung der neuen COVID-Impfstoffe lässt sich dabei natürlich nicht allein aus den persönlich erlebten Nebenwirkungen in meiner Praxis ableiten. Die Forderung wird unter anderem eindrucksvoll durch eine neue Studie von Peter Doshi untermauert, der als weltweit anerkannter Pharmakologe und Gesundheitswissenschaftler, Mitherausgeber des *British Medical Journal* und Mitglied der *Cochrane Collaboration* als absolut integre Quelle betrachtet werden kann. **Das Fazit lautet: Der Schaden überwiegt bei weitem den Nutzen.** [49] Auch über weitere 1000 Studien haben sich inzwischen mit den Nebenwirkungen der Impfstoffe beschäftigt. [50] [51] Im Interesse der Gesundheit der vielen Millionen Menschen, die geimpft wurden und weiter geimpft werden sollen, darf es keine Behinderung des offenen wissenschaftlichen Diskurses geben!

---

[49] Peter Doshi, Robert M. Kaplan, Patrick Whelan et al.: *„Serious adverse events of special interest following mRNA COVID-19 vaccination in randomized trials in adults"* In: Vaccine 08/2022 https://www.sciencedirect.com/science/article/pii/S0264410X22010283
[50] Peter F. Mayer: *„1000 Studien über Impfverletzungen."* Tkp 26.08.2022
https://tkp.at/2022/08/26/1000-studien-ueber-impf-verletzungen
[51] https://community.covidvaccineinjuries.com/compilation-peer-reviewed-medical-papers-of-covid-vaccine-injuries

Wo beginnt Schuld?

Jeder kann in seinem Handeln schuldhaft werden, selbst wenn er es gut gemeint hat. Vielleicht hatte man falsche Informationen oder war durch andere verwirrt worden. Beginnt persönliche Schuld aber nicht da, wo sich die Wahrheit zeigt, und nicht gesehen werden will? Daher ist es unsere Pflicht, das Leiden an den Nebenwirkungen als Aufruf zur vorurteilslosen Forschung anzunehmen.

Glauben und Wissen

Das Erbe des verfehlten Umgangs beim Thema der zell-funktionsmanipulierenden Impfstoffe, bei dem der Glaube zu stark das Wissen ersetzt hat, lastet schwer auf uns. Denn wir haben uns fast ausschließlich auf die Angaben der Hersteller verlassen und versäumt, eine kontinuierliche Begleitforschung zu etablieren. Deshalb kennen wir nicht wirklich alle Vor- und Nachteile des neuen Impfprinzips. Wir haben die Unterschiede zwischen Geimpften und Ungeimpften in den jeweiligen Altersgruppen und den Geschlechtern nicht verfolgt. Wir wissen nicht, was nach der Impfung im Körper alles passiert.

Fragen, die ihre Antwort suchen:

Wie wirkt sich der Eingriff der mRNA-Impftechnik auf die Zellen aus?

Wie wird das natürliche Zell-Milieu verändert?

Wie werden die Kunstprodukte der Ummantelung der Spikes, die teils keine Zulassung zum Gebrauch am Menschen haben, vom Körper entsorgt?

Zur Verlängerung der Überlebensdauer ist bei den Impfspike-Proteinen eine Aminosäure anders als beim Virus. Ist dies bei Nebenwirkungen nicht auch nachteilig?

Wohin wandern die Spikes?

Wie lange geht die künstlich angeregte Spikeproduktion vonstatten?

Wie lange können sie überleben?

Kann man die Spike-Wirkungen stoppen?

Kann man die Spikes überhaupt beseitigen?

Warum können Spikes unkontrollierte Entgleisungen des Immunsystems bewirken?

Warum werden so viele ungewöhnliche Autoantikörper gebildet?

Auf welche Weise wird die Mitochondrien-Funktion gestört?

Was bewirkt das wiederholte Impfen im Immunsystem?
Was geschieht, wenn Geimpfte pathologische D-Dimere-
Werte haben, ohne etwas davon zu merken?

Warum kann das Mastzellsystem übermäßig angeregt
werden?

Ist forschungsbasiert mit letzter Sicherheit ausgeschlossen, dass Teile des Spikeproteins in die DNA umgeschrie-
ben werden?

Welche Folgen haben die Veränderungen am angeborenen wie am erworbenen Immunsystem?

Wie kann man nach mehrfachem Impfen und zusätzlicher
Corona-Infektion unterscheiden, welche Langzeitfolgen
wodurch ausgelöst wurden? Welche Nebenwirkungen
sind dabei Post-Vakzin und welche Post-Covid zuzurech-
nen?

Gibt es bei denen, die die Impfung scheinbar ungestört
überstanden haben, verborgene Schäden, die sich erst
später auswirken?

Können Spikes durch Bluttransfusionen übertragen werden?

Was bewirkte das Impfen auf der Infektionswelle bezüglich der Mutationsneigung?

Wie stellt sich das Gesamtergebnis der Impfkampagne dar?

Welche Auswirkungen hat sie auf die Gesamtmortalität?

Und nicht zuletzt: Welche Kollateralschäden hat das Pandemiemanagement hinterlassen?

Es wäre untragbar, wenn in einem modernen, wissensbasierten Land diese Fragen nicht gestellt und durch Forschung beantwortet werden würden. Jeder Arzt ist zur Sorgfalt verpflichtet. Handelt er ihr zuwider, wird er schadensersatzpflichtig und kann berufsrechtlich belangt werden. Wie verhält es sich aber, wenn Politiker die Rolle des Arztes übernehmen und einen neuen Impfstoff, der um zehn Jahre verkürzt und nur teilweise erprobt wurde, ohne Begleitforschung der gesamten Bevölkerung verabreichen lassen? Wer haftet für Falschaussagen und wer für die möglichen Schäden?

Erinnert das politische Handlungsmuster nicht an die Finanzkrise, in der über die Fehlhandlungen im Großen lange hinweggesehen wurde und nach dem Ernstfall die Rechnung von den Kleinen bezahlt werden musste? „Too big to fail" lautete achselzuckend der Kommentar. Und auch jetzt sind die Pharmakonzerne von jedweder

Haftung pauschal befreit und die Kosten für die weiterhin zu erwartenden Impfschäden trägt die Allgemeinheit. Sieht so politische Verantwortung aus?

Die Politik scheint immer mehr Gefallen an leichtsinnigen „Doktor-Spielen" gefunden zu haben. Wie soll man sonst begreifen, dass das Bundesfamilienministerium auf seiner Internetseite „geschlechtlich verunsicherten" Jugendlichen die Einnahme von Pubertätsblockern empfiehlt, ohne dass bisher diesbezüglich eine solche, in das Naturgeschehen Heranwachsender eingreifende Maßnahme, verantwortlich medizinisch und pädagogisch erforscht worden wäre. [52]

Beim Impfstoff bedeutet der Eingriff in die Zellfunktion eines Jugendlichen das Abschalten der Hormonregulation. Der Körper als programmierbare App! Soll nach der Verschmutzung der äußeren Natur nun die der inneren Natur des Menschen folgen? Kennt die Manipulationsgier des

---

[52] Quelle: https://www.cicero.de/innenpolitik/psychologe-uber-empfehlung-des-familienministeriums-pubertatsblocker-ahrbeck-transsexualitat?utm_source=cicero_nl

Turbokapitalismus keine Grenze mehr? Werden Politik und Bevölkerung von der technizistischen Manie der großen Konzerne rücksichtslos am Nasenring durch die Manege gezogen? Es ist wohl an der Zeit, dass die Gesellschaft aus dem Rausch der Faszination aufwacht und zur grenzenlosen Technisierung allen Lebens ein entschiedenes „Nein" ausruft!

Ärztliches Handeln im rechtsunsicheren Raum

Das Post-Vakzin-Syndrom verlangte schon lange nach Behandlung, bevor es überhaupt offiziell wahrgenommen wurde. Wie lange soll der Arzt, dem der daran Erkrankte gegenübersitzt, auf gesicherte Behandlungsleitlinien warten? Juristisch gesehen, wäre er damit zwar auf der sicheren Seite, denn im Falle einer ungünstigen Wirkung seiner Therapieversuche kann er auf keinen Gutachter hoffen, der ihm schützend zur Seite stünde. Was fordert aber die ethische Seite des Berufs von ihm? Verpflichtet sie ihn nicht zu sorgfältigen Heilversuchen? Auf solch unsicherem Terrain wird sich jeder individuell entscheiden müssen. Als die Medizin noch überwiegend eine Erfahrungsheilkunde war, musste man diesen Weg gehen. Die

Verantwortung trug man weitgehend allein und demzufolge bestimmten Erfolg und Misserfolg den Ruf des Behandlers.

Heutzutage sind die Ärzte daran gewöhnt, nach Kochre-
zepten zu behandeln, die von Verbänden und Universitäten entwickelt wurden. Die persönliche Verantwortung
bleibt dabei auf der Strecke und ist im System kaum noch
an Personen festzumachen. Bei eventuellem Misserfolg
kann sich jeder auf das Einhalten seiner Vorgaben beru-
fen, so wie der Soldat auf seinen Befehl. Das Post-Vakzin-
Syndrom verlangte allerdings von Beginn an unausweich-
lich nach der Haltung des Erfahrungsheilkundlers. Alles
blieb zunächst ein vorsichtiges Probieren in Absprache
mit den Betroffenen. Daher stehen alle Behandlungskon-
zepte auch jetzt noch unter dem Vorbehalt, nicht ausreichend geprüft zu sein. Aus der Kommunikation in den
Foren der Betroffenen geht hervor, was davon sehr hilf-
reich ist und welche Konzepte unterschiedlich bewertet
werden. Die Gründe, warum manches bei dem einen wirkt
und beim anderen nicht, sind oft nicht bekannt. Aber gerade der Weg des „Trial and Error" (Versuch und Irrtum),
der zwischen den Behandlern und den Betroffenen besteht, hat eine große Erfahrungsqualität. Aus diesem

Prozess heraus ist das auf der Plattform befindliche Papier entstanden und kann von mutigen Kolleginnen und Kollegen so lange als Orientierungshilfe genommen werden, bis der Prozess der wissenschaftlichen Erforschung und Erprobung sich dem neuen Krankheitsbild unvoreingenommen zugewandt hat.

Intellekt ohne Menschlichkeit

Der Entstehungsweg des Papiers, das den Behandlern von Impfnebenwirkungen eine vorläufige Orientierung geben soll, ging den Weg der Evidenzfindung, den ihr Protagonist David Sackett ursprünglich skizziert hatte. Er beruhte auf den von ihm geforderten drei Säulen: der Säule der praktischen ärztlichen Erfahrung, der Säule der Patientenperspektive und der Säule der wissenschaftlichen Studien. Der Umstand, dass die derzeit vorherrschenden Prinzipien der Evidenzfindung trotz des himmelschreienden Elends einer großen Zahl von Nebenwirkungsbetroffenen stumm geblieben war, hat gezeigt, wie sehr der Evidenzbegriff in der heute gelebten Praxis seinen eigentlichen Auftrag der bestmöglichen Erkenntnisfindung vermissen lässt. **Es hat sich herausgestellt, dass die einzige Säule,**

auf der das Prinzip Evidenz heute beruht – die akademisch-wissenschaftliche – strukturell inzwischen so sehr den Einflüssen ihrer Finanziers unterliegt, dass man von einer echten wissenschaftlichen Freiheit nicht mehr sprechen kann. Und die Nichtbeachtung der Erfahrungs- und Patientenperspektive hat sich als Rohrkrepierer des einst so sinnvollen Anliegens der evidenzbasierten Medizin erwiesen.

Die Einflussnahme derjenigen, die im Fahrwasser zunehmender Wirtschaftsliberalität gigantische Finanz-polster angehäuft haben, ist mit den Sicherungs-instrumentarien, die uns vor Missbrauch schützen sollen, nicht mehr im Zaum zu halten. In meinem Buch *Medizin ohne Moral* habe ich dargelegt, wie die Ökonomisierung des Gesundheitswesens seit dreißig Jahren von allen Gesundheitsministern und Gesundheitsministerinnen vorangetrieben wurde, egal, von welcher Partei sie waren. Sogar in den Entscheidungsetagen der Verbände, der Prüfinstanzen, der Parteien und in den relevanten politischen Gremien ist das Profitstreben der großen Konzerne inzwischen sattelfest verankert. Die „Public-Private Partnership" hat sukzessive über Jahre Großinvestoren Einflussnahme auf staatliches Handeln verschafft.

Schuldzuweisungen helfen nicht, denn sie führen, wie in einem Ehedrama, nur zu undurchsichtigen Abwehrmanövern. Dass die Lobbyisten der Großen im globalen Konzernwesen eine scheunentorweite Eintrittspforte in Gremien und Politik gefunden haben, ist eine traurige, jedoch nicht zu leugnende Realität. Es wurde Mode, solchermaßen beeinflusstes politisches Handeln mit angeblichen Sachzwängen zu rechtfertigen. Mit kleinen Zugeständnissen dem Wählervolks zu suggerieren, man nähme seine Bedürfnisse ernst, gehört mit zur Regie. Verheißungen über den seligmachenden technologischen Fortschritt haben geradezu religiöse Züge bekommen. Sie malen den eingeschlagenen Weg in die Zukunft in leuchtend bunten Farben.

Die Realität ist jedoch düster. **Die Impfgeschädigten haben erfahren müssen, dass gutgläubige und folgsame Bürger nur so lange hofiert werden, wie sie die Kreise der Hinterzimmer-Politik nicht stören.** Andernfalls werden sie, das zeigt das vergangene Pandemiejahr, wie eine heiße Kartoffel fallen gelassen. Denn als das Leiden der Geschädigten die Unfehlbarkeit des Katechismus der

Impf-Propheten in Frage zu stellen begann, wurde das Problem mit allen Mitteln der Einflussnahme auf die Medien unsichtbar zu machen versucht. Dieser Umgang mit den Opfern der Impfkampagne hat die wahren Verhältnisse entlarvt.

Wir stehen bald an einem Umschlagspunkt, an dem die Einsparungen an menschlicher Behandlungsqualität, die die Kehrseite der ungezügelten technologischen Innovation ist, eine menschenwürdige medizinische Versorgung nicht mehr möglich machen wird. Zu sehr lenken finanzielle Begehrlichkeiten das System und zu wenig das, was die erkrankten Menschen brauchen. Das Klappern mit Verheißungen gehört zu diesem Geschäft.

Die solidarische Finanzierung des Gesundheits-wesens war eine grandiose Errungenschaft. Nun aber zeigt sich, dass sich die Schere zwischen den mäßig bezahlten, abgehetzten Helfern und dem gigantischen Reichtum der Innovationsbranche unerträglich weit geöffnet hat. Der Einfluss des Lobbyismus auf die Politik hat ganze Arbeit geleistet.

Nur, wir alle haben es zugelassen. Wir wollten zu jedem Preis das Neueste und scheinbare Beste haben und haben diese Politik mit gewählt. Die Faszination von technischer Innovation gehört zum Lebensgefühl einer Zeit, in der wir uns immer mehr am Materiellen berauschen und uns zunehmend von uns selbst entfremden. Die verlorene Balance fällt uns nun auf die Füße.

Wir sind in der Angst kopflos geworden, weil wir die Anbindung an unser inneres Gespür und an eine erworbene Lebensreife verloren haben. Die innere Leere hat eine neue Form der Religiosität geboren. Die Heilserwartung richtet sich ganz auf die Technologie. Dies geht sogar so weit, dass wir bereit werden, der künstlichen Intelligenz den Vortritt zu lassen. Im Klammern an scheinbare Autoritäten sind wir zum Spielball von Kräften geworden, die wir nicht kennen.

In der Angst vor einer Pandemie, die mit täglichen Meldungen als todbringendes Monster in unsere Wohnzimmer flimmerte, wurden Dinge möglich, die wir vor einiger Zeit nie akzeptiert hätten. Die zehnjährige Sicherheitsspanne bei der Entwicklung eines neuen Impfstoffes wurde auf ein Dreivierteljahr verkürzt. Wir verlassen uns auf die Daten derjenigen, die mit dem Profit ihrer Innovationen in die dünne Schicht der Superreichen aufstiegen.

Wir gestehen ihnen zu, ihre Prüfprotokolle 55 Jahre geheim halten zu dürfen und entlassen sie aus jeglicher Haftung für mögliche Schäden. Sicherlich war die Bevölkerung in der Regel nicht sachkundig genug, das Pandemiemanagement zu beurteilen. Dafür hätte sie einen offenen Diskurs in den Medien gebraucht. Aber eine neuerliche Wagenburgmentalität hatte auch diese erfasst, sodass abweichende Ansichten und Alternativen gar nicht mehr transportiert wurden. Pandemiekritik wurde zum Tabu. Es gab nur noch weiß oder schwarz, Gläubige oder Ketzer.

So wunderten wir uns auch nicht mehr, als die Verfassungsrichter mit denen, die sie kontrollieren sollten, essen gingen. Wir akzeptierten, monatelang das gesellschaftliche Leben anhalten zu müssen. Die Verluste wurden mittels Gelddrucken abgefedert. Jetzt nehmen wir ohne Murren die Entwertung unserer Währung hin. Die Not scheint alles zu rechtfertigen, auch dass grund-gesetzlich verbriefte Rechte außer Kraft gesetzt wurden. *„Angst essen Seele auf"* (Rainer Werner Fassbinder, 1974) lautete einst ein treffender Filmtitel. Kann sie auch demokratische Errungenschaften verschlucken?

Weil ich das Verhalten meiner Eltern und ihrer Generation nicht verstehen konnte, hatte ich einst Themen ihrer Zeit, die Rassenlehre und die Rassenhygiene, zum Gegenstand meiner medizinhistorischen Forschung gemacht und mich in die Archive vertieft. Als ich den Spuren der moralischen Verfehlungen nachging und mich selbst zunächst diesbezüglich auf rechtem Pfad wähnte, begegneten mir Menschen, die nicht anders waren als ich und meine Generation. Sie hatten große Ideale. Sie wollten mit den Kenntnissen über die Vererbung eingreifen und den „Niedergang des Abendlandes" durch Selektion in Richtung zum perfekteren Menschen abwenden. Ihr gesunder Menschenverstand hatte sich in Optimierungs-theorien verstrickt und war zuletzt gänzlich durch Angst vernebelt. Angst vor den negativen Folgen der industriellen Revolution, Angst vor wirtschaftlichem und existenziellem Absturz, Angst vor dem Verlust der kulturellen Identität.

In den Unruhen um Ereignisse wie dem Kapp-Putsch, dem Generalstreik und dem Reichstagsbrand wurden die Emotionen geschickt gelenkt. Die allgemeine Verwirrung schuf das Milieu, in dem sich die Menschen an stark erscheinende Autoritäten klammerten, die ihrerseits das stille Sponsoring des Großkapitals hinter sich wussten. Die

Menschen fühlten sich als Opfer der Reparationslasten aus dem verlorenen Ersten Weltkrieg und ließen sich durch die Verheißungen des Aufstiegs zu neuer Größe beeindrucken. Die Welt wurde für sie wieder überschaubar, wenn man sie in nur schwarz und weiß einteilte. Juden, Kommunisten, Asoziale und Behinderte wurden zu Sündenböcken, Nationalstolz und rassistischer Größenwahn zeichneten den Gegenentwurf von Überlegenheit. Angst und Wahn ließen nicht mehr viel Raum für menschliche Vernunft.

Unrichtig ist jedoch unsere heutige Vorstellung, bei den Ereignissen habe es sich um einen Ausdruck des Stumpfsinns der Massen gehandelt, vor dem wir heute gefeit seien. Denn gerade die Intellektualität, die Ärzte, die Juristen und die Logistiker hielten das System am Laufen. In akribischen Gutachten wurden der Anteil an „jüdischem Blut" oder das Maß an genetischer Abweichung ermittelt und in Gerichtsprozessen abgewogen, ohne dass den Beteiligten die Unmenschlichkeit und der Widersinn dessen zu Bewusstsein kamen. **Der Kern des intellektuellen Versagens lag in der Abstraktion von der Zwischenmenschlichkeit.** Denn die sozialdarwinistischen Theorien waren in den Studierstuben entstanden. Die theoretische Überzeugungskraft dieser Konzepte ließ keinen Platz mehr für das Subjektive der Menschlichkeit.

Albert Einstein veranlasste dies zu seiner Aussage: „Die Haltung der deutschen Intellektuellen - als Klasse betrachtet - war nicht besser als die des Pöbels."
Eine Originalkopie des Briefes, aus dem dieses Zitat stammt und der zu den bedeutsamen Schriftstücken unserer jüngeren Geschichte gehört, finden Sie im Inneren des Einbands von „Medizin ohne Moral" abgedruckt.

Ähnlich Oswald Sprenglers Bestseller „Der Untergang des Abendlandes" aus dem Jahr 1918, so fasziniert heute Yuval Noah Hararis Zukunftsszenarium „Homo Deus - Eine Geschichte von Morgen" die Welt. Gemeinsam ist beiden, dass sie das Krisenmanagement besser in der Führung durch Eliten statt in Demokratien aufgehoben sehen. Die Argumente beider folgen einem materialistisch-biologistischen Denken. In der Neuauflage des Sozialdarwinismus bei Harari legitimieren sich die Eliten nicht mehr durch vermeintliche „Rassenqualitäten", sondern durch ihre technologisch gestützte Überlegenheit. Aus seiner rein intellektuellen und von zwischenmenschlicher

Empathie entfremdeten Perspektive werden diejenigen, die die Anpassung an den Techno-Darwinismus der Vierten Industriellen Revolution versäumt haben, zu - wie es ausdrückt - „useless people", also zu nutzlosen Menschen. Die Vision Hitlers, vom „Cäsarismus"-Ideal Oswald Spenglers inspiriert, war das „Tausendjährige Reich". Harari geht in seiner größenwahnhaften technizistischen Vision einen Schritt weiter: „Und nachdem wir die Menschheit über die animalische Ebene des Überlebenskampfes hinausgehoben haben, werden wir nun danach streben, Menschen in Götter zu verwandeln und aus dem Homo sapiens den Homo deus zu machen." [53]

Die historische Erfahrung des Nationalsozialismus sollte uns für alle Zeit daran erinnern, dass der Intellekt für sich genommen keinesfalls ein Garant für richtiges Handeln ist. Ein Umstand, der auch in der Steigerung zur künstlichen Intelligenz nicht besser werden kann. Der Mensch braucht die Einbindung des

---

[53] Yuval Noah Harari, Homo Deus. Eine Geschichte von Morgen, deutsch bei C.H.Beck, München 2017

Intellekts in seine „soft skills", in seine seelische Reg-
samkeit, seine mitmenschliche Empathie und seine
innere Sozialbindung.

Das rechte Maß

Schauen wir aus diesem Blickwinkel auf die Pandemie,
bringt eine anhaltende Distanzierung im Sozialleben
enorme Gefahren mit sich, selbst wenn auch für kurze Zeit
ein Abstand zur Infektionsverhinderung angebracht sein
kann. Unsere Zeit leidet seit der Erfindung des Fernsehers
unter einer kontinuierlichen Verminderung der sozialen
Kontaktflächen. Besonders die Wandlungen im Zuge der
Digitalisierung und der allgemeinen Technisierung haben
zu einer zunehmenden Virtualisierung der Realitäts-
wahrnehmung geführt. Kinderarmut und Vereinzelung
führen in den Industrieländern zu einer verstärkten Fixie-
rung auf die eigene Person und zu einem Verlust von sozi-
aler Interaktion. In der Sphäre von Einsamkeit und
Virtualität verliert der Mensch sehr schnell seine soziale
Korrektur und wird anfällig für Angstszenarien, künstli-
che Emotionalisierung, Legendenbildung und Sünden-
bockphantasien. Das soziale Leben kann auf diesem Weg

allmählich als gefährlich erlebt werden. Doch selbst aus infektiologischer Sicht ist der Abstand voneinander kontraproduktiv, denn alle Abwehrkraft des Immunsystems entwickelt sich nur durch Kontakt und Auseinandersetzung.

Wenn die Protagonisten des „Great Reset" jubeln, dass die Pandemie mit Home-Office, Masken, sozialem Abstandhalten und neuen technischen Kontrollmethoden uns der Vierten Industriellen Revolution um ein Jahrzehnt schneller nähergebracht habe, so ist hier extreme Vorsicht geboten. Die Visionen jener technokratischen Vordenker, die das Weltwirtschaftsforum leiten, sind in Form zahlreicher, unverblümt offener Buchmanifeste wie *„Die Vierte Industrielle Revolution"* [54], *„COVID-19: Der Grosse Umbruch"* [55] oder zuletzt *„Das Grosse Narrativ: Für eine bessere Zukunft"* [56] klar und transparent auf den Tisch gelegt worden.

---

[54] Klaus Schwab: *„Die Vierte Industrielle Revolution."*
München: Pantheon, 8. Aufl. 2016
[55] Klaus Schwab & Thierry Malleret: *„Covid-19: Der Grosse Umbruch."*
Genf: Forum Publishing, 2020.
[56] Klaus Schwab & Thierry Malleret: *„Das Grosse Narrativ: Für eine bessere Zukunft."* Genf: Forum Publishing 2020.

Im Zusammenhang mit diesen Theorien besteht eine Diskrepanz zwischen den enormen Folgen für die Menschheit und dem fehlenden Diskurs darüber in Politik und Medien. Kann es sein, dass sich die „große Politik" unter dem Radar der Öffentlichkeit allmählich schon in Richtung dieser „neuen Weltordnung" bewegt? Der Verfassungsschutz hat schließlich kürzlich eine neue Kategorie von Personen definiert, die ab sofort neben Rechtsextremisten, Linksextremisten, Islamisten, Reichsbürgern oder Scientologen beobachtet werden darf: Menschen oder Organisationen, die sich der „verfassungsschutzrelevanten Delegitimierung des Staates" schuldig machen. Als Beispiele dafür, wann dieser Tatbestand greift, nennen die Papiere neben handfesten Widerlichkeiten wie der persönlichen Einschüchterung von Politikern oder antisemitischen Aufladungen von „Verschwörungstheorien" auch, „demokratisch gewählte Repräsentanten des Staates verächtlich (zu) machen" oder „gesellschaftliche Krisensituationen" zu nutzen, um Institutionen und Repräsentanten des Staates systematisch zu delegitimieren", so etwa „signifikante Einschränkungen im Zusammenhang mit Klimaschutzmaßnahmen oder eine wirtschaftliche Rezession infolge des russischen Angriffskriegs gegen die Ukraine".[57]

Hat die Politik im Stillen die Weichen schon in die Richtung von Visionen gestellt, die nach außen noch als „Verschwörungserzählung" kommuniziert werden?

Gilt es heute schon als „Verächtlichmachung" oder „Herabwürdigung" des Staates, wenn Menschen sich über solche technokratischen Zukunftsvorstellungen kritisch äußern?

Ist die antike aristotelische Lehre davon, das rechte Maß zu halten, nicht die wirkliche Anforderung unserer modernen Zeit? Wir müssen es schaffen, trotz aller technologischen Möglichkeiten das Maß zu finden für dasjenige, was an der Technologie für den Menschen sinnvoll ist und gleichzeitig die Balance halten mit dem, was das multidimensionale menschliche Wesen an Geist und Seele mit sich bringt.

Die Pandemie scheint mir ein Härtetest für die Menschheit zu sein, der darüber entscheidet, ob sie sich ganz in die Hände der Technologie und ihrer Propheten geben will,

---

[57] https://www.verfassungsschutz.de/DE/themen/
verfassungsschutzrelevante-delegitimierung-des-staates/
verfassungsschutzrelevante-delegitimierung-des-staates_node.html

die alle finanziellen Mittel zur Veränderung der Welt nach ihrem Gusto bereits in den Händen halten.

Oder wird sich die Gesellschaft ihrer inneren Verbundenheit wieder bewusst? Wenn wir unsere Menschlichkeit erhalten wollen, dürfen wir nicht mehr abseits als Beobachter zuschauen, sondern müssen unsere demokratischen Spielräume sehr aktiv nutzen, um in der Zukunft unsere Gemeinwohlinteressen zu wahren. Dafür müssen wir mutiger werden und uns der Größe des Menschlichen und seiner wahren Potenz bewusst werden. Wir müssen uns aus der Umnachtung unserer materiellen Selbstbezogenheit befreien, den inneren Faden wieder-finden und ein lebendiges Leben führen wollen. Das geht nicht in der Distanz! Echtes Leben geht nicht ohne Risiko. Erst seine Anwesenheit vermag das Ich zu formen, das höchste Gut des Menschseins. Ein ängstliches Rundumversicherungsbedürfnis führt in letzter Konsequenz in Abhängigkeit und lebloses Vegetieren. Das Tier lebt nach Reflexen, der Mensch nach seinem Geist.

Der menschliche Geist nimmt in dem Jahrmillion langen Prozess der Evolution eine einzigartige Stellung ein. Seine Entwicklung hatte wohl um die Wende von 18. zum 19.

Jahrhundert mit dem philosophischen Denken der Zeitgenossen Goethes und der Gebrüder Humboldt einen vorläufigen Höhepunkt erreicht. Deutschland führte den Ehrentitel eines Landes der Dichter und Denker.

Die industrielle Revolution hat uns vor allem eine Explosion technischer Erfindungen und wissenschaftlicher Entdeckungen beschert. Der Verlust an geistiger Größe jedoch hat dazu geführt, dass die Schande der unmenschlichen Barbarei uns ein positives Nationalgefühl kaum noch möglich macht. Weder eine Neuauflage alten Nationalstolzes noch die Flucht darin, sich als Weltbürger zu erklären, wird unserer Historie gerecht.

Könnten wir der Welt mit der Frucht einer ehrlichen Selbstreflektion unseres nationalen Versagens nicht einen großen Dienst erweisen? Denn im globalen kapitalistischen Wettstreit lebt der Drang zu einer technologisch gedachten Optimierung des Menschlichen weiter.

Inzwischen ziehen über dem einst so strahlenden Weg in die Zukunft düstere Wolken auf. Umweltzerstörung, Kriege um die Ressourcen für die Technisierung, die Schere zwischen Überfluss und Verelendung, eine Verrohung menschlicher Umgangsformen und vieles mehr sind unübersehbar geworden. Das Verbannen von Metaphysik in der materialistisch orientierten Moderne hat also die Welt nicht besser gemacht. Könnten wir in Anknüpfung an die geistige Qualität des achtzehnten und frühen neunzehnten Jahrhunderts nicht moderne Lösungsansätze entwickeln?

Die Quantenphysik hat uns eigentlich schon zu der Erkenntnis geführt, dass auf der subatomaren Ebene Bewusstsein und Materie nicht zu trennen sind. Damit werden Physis und Metaphysis sogar vom Standpunkt der Wissenschaft aus als Einheit begriffen. Die Trennung des geistigen vom technischen Fortschritt entpuppt sich zunehmend als Illusion mit lebensgefährlichen Konsequenzen für die Menschheit. Angesichts dieser Bedrohung stehen wir am Scheideweg, der alles oder nichts bedeuten kann. Wird das „Gas geben", also die oben genannte Beschleunigung in Richtung vierte industrielle Revolution uns retten? Oder brauchen wir die Rückbesinnung auf die geistigen Gipfel der Menschheit? Ist nicht der Einklang des geistigen Fortschritts mit dem technischen unsere historische Aufgabe?

Der erste Weg scheint für viele der zunächst naheliegende zu sein. Wir können uns zurücklehnen und schauen, was uns der technische Fortschritt beschert. Wir brauchen uns nicht wirklich zu ändern, sondern warten in bekannter Konsumentenhaltung ab, was geliefert wird.

Aber wird uns der Fortschritt wirklich von den Bedrohungen befreien oder wird er uns unwiederbringlich in die Versklavung menschlicher Freiheit durch die technische Intelligenz und ihre Programmierer führen?

Der zweite Weg wird dementgegen erst schmerzlich sein. Er bedeutet Abschiednehmen von der Bequemlichkeit, andere machen zu lassen und von der angenehmen Illusion der Allmacht eines Fortschrittsmechanismus. Er verlangt uns Selbstkritik ab und die freiwillige Mäßigung auf unsere notwendigen und eigentlichen Bedürfnisse. Er bedeutet Abschied von Konkurrenz und übermäßiger Gier. Er braucht Respekt vor dem Anderssein der Mitmenschen. Er fragt nach unserer Liebesfähigkeit und macht es uns schwer, uns in Selbstgerechtigkeit und Hass zu flüchten. Ja, er fordert sogar Demut ein vor der Großartigkeit aller kosmischen Weisheit, die alles, was existiert, geschaffen hat und von der wir nur einen Zipfel mit unserem Verstand fassen können.

Aber ist es nicht der einzige Weg der wirklichen Entfaltung allen menschlichen Potentials? Derjenige, der uns in eine echte Freiheit führt?

Wenn wir wieder lernen, unseren inneren Kräften und der Weisheit der Natur zu vertrauen, können wir auch jetzt noch zum Meister unseres Schicksals werden.

Reflektieren wir!

Unsere bisherige, für viele so bequeme Welt scheint ihrem Ende zuzugehen. Ist nicht nur noch ein geringer Spalt frei, bevor die Tür zum selbstbestimmten Menschsein sich nahezu unmerklich geschlossen hat?

Es sollte uns aus unserem unkritischen Medienkonsum wachrütteln, wenn viele Tausend Mitbürger, die sich bereitwillig impfen ließen, wie Aussätzige behandelt wurden, nur weil sie unter Nebenwirkungen litten. Warum ließ sich unser Gemeinwesen so leicht in „Willige" und „Verschwörer" spalten?

Man misst ein demokratisches Gemeinwesen vor allem am Umgang mit Andersdenkenden und Minderheiten. Hier liegt der große Unterschied zum Totalitarismus.

Auf dem Weg in den deutschen Faschismus haben sich zu viele von raffinierten Täuschungsmanövern, versteckt hinter hehren Weltverbesserungsideen, in die Irre führen lassen. Unter Angstszenarien wählten sie die „Starken". Als sie aufwachten, hatten diese Fakten geschaffen, die Bewusstheit und Mitmenschlichkeit zum Lebensrisiko werden ließ.

Als ich mich jetzt noch einmal mit dem Wesen des Nationalsozialismus beschäftigte, fiel mein Augenmerk auf die Worte des 1964 verstorbenen Historikers Karl Heyer:

„Kann man etwa glauben, dass mit dem Sturze Hitlers die Attacken des Bösen schon zum Abschluss gekommen seien? War der Nationalsozialismus nicht vielleicht umgekehrt nur ein Anfang, wie es z. B. die religiösen Urkunden des Christentums erwarten lassen? Spricht nicht vieles dafür, dass das deutsche Volk nur einen gewissen Vorsprung vor der übrigen Welt gehabt hat auf der Bahn des Unheils, das, wenn auch in verschiedener Ausprägung, die ganze Menschheit bedroht? Wie sehr käme es dann für alle Menschen darauf an, durch rechte umfassende Würdigung dieser ersten Erscheinung

Erfahrungen zu sammeln, Einsichten und Kräfte zu gewinnen, um spätere Attacken recht zu bestehen."
58

---

58 Karl Heyer: „*Wesen und Wollen des Nationalsozialismus.*"
Basel: Perseus, 2. Aufl. 1965.

7. Dokumente

Laborauffälligkeiten bei Geimpften

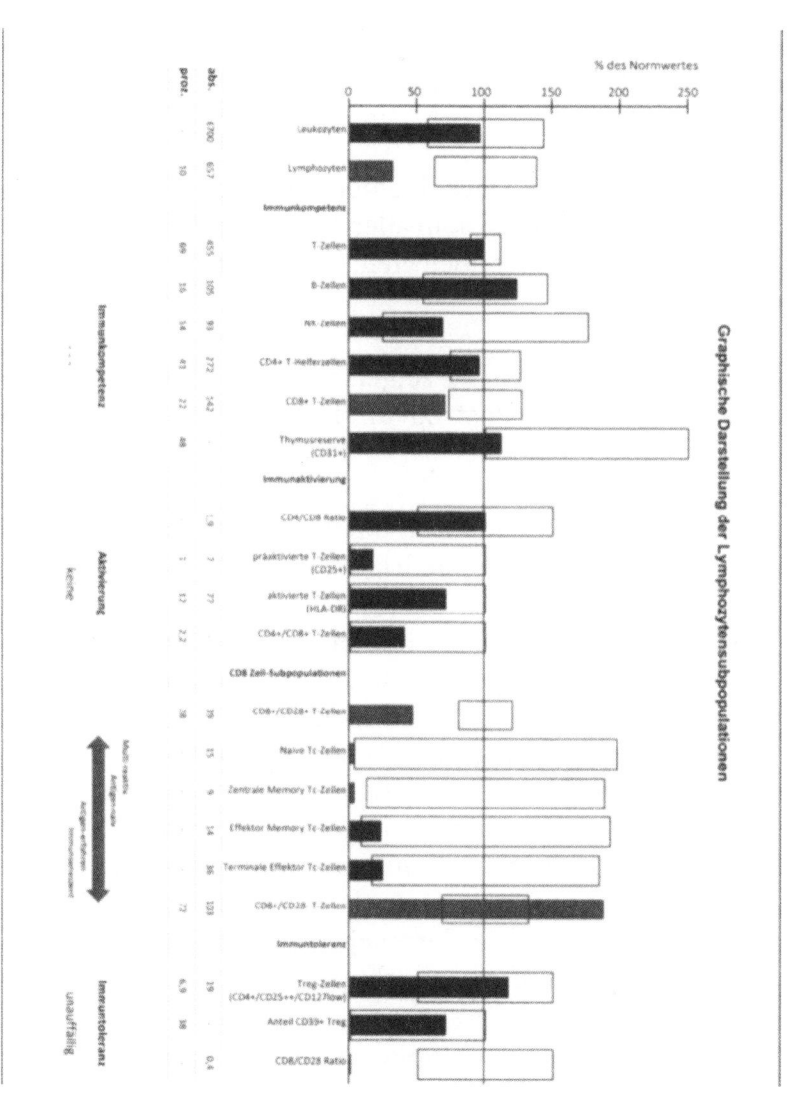

Ergebnisse einer Diskussion zum Immunstatus

- Es gibt bei Impfnebenwirkungen wie auch bei Covid-Infektionen ein Auswandern von T-Zellen, vermutlich aktivierte Effektorzellen, ins Gewebe. Weil sie im Gewebe sind, kann man die chronische Immunaktivierung nicht an der Zellanzahl im Blut erkennen.

- Erniedrigte Naive/Memoryzellen und CD8/CD28+ Zellen finden sich in allen Gruppen, bei Impfnebenwirkungen oft noch viele Monate nach den Impfungen.

- Impfdurchbrüche zeigen im Unterschied zu Post-Vakzin und Post-Covid eine akute T-Zell-Aktivierung.

- Besonders Patienten mit neurologischen Symptomen haben eine niedrige Anzahl an T-Zellen.

Meine Einschätzung: Es bleibt unklar, warum die zytotoxischen Zellen ins Gewebe auswandern und im Blut einen anhaltenden Mangel zeigen. Dieser Befund hat sich inzwischen bei fast 300 Untersuchungen des Immunstatus bestätigt. Diese Konstellation sieht man üblicherweise bei chronischen Virusinfektionen und bei Tumoren. Reaktivierte Virusinfektionen kommen zwar nach Covid-Impfungen vor. Da solches jedoch in der Praxis nicht oft nachweisbar ist und andererseits der beschriebene Mangel nahezu alle Impfnebenwirkungen betrifft, kann meines Erachtens eher davon ausgegangen werden, dass in der Regel nicht ein Virus, sondern das Spike-Protein als

Antigen wirkt. Die zytotoxischen Zellen versuchen, dieses zu beseitigen. Dazu passen auch die Nachweise des Spike-Proteins aus dem Gewebe von zwei Nebenwirkungsbetroffenen, die viele Monate nach den Impfungen untersucht wurden.

Ein Fallbericht als typisches Beispiel für den Umgang mit Nebenwirkungen

Fallbericht Nr. 200

Eine 45-jährige Patientin mit folgenden Impfnebenwirkungen nach einmaliger Impfung gegenüber SARS-CoV-2: Seit fast einem Jahr anhaltend rezidivierende Anaphylaxien, häufige spontane Urtikaria mit begleiten-der hypertensiver Entgleisung, neurologische Symptome und Blutgerinnungsstörungen.

Fallbeschreibung

Aus der Vorgeschichte der Patientin sind eine leichtgradige Neigung zu Allergien und eine einmalige verstärkte Nachblutung nach einer Operation bekannt. Sie benötigte bis zum Zeitpunkt der Impfung keine regelmäßige Medikation. Als Bedarfsmedikation bevorratete sie Salbutamol Dosieraerosol, Budesonid- Pulverinhalat und Prednisolon 50 mg als Prophylaxe wegen vorangegangener allergischer Reaktion nach Bienenstich und einzelnen Arzneimitteln.

Die Vorgeschichte begründete nach Ansicht des Impfzentrums keine Kontraindikation gegen das Impfen.

Die Patientin erhielt am 24.11.2021 in einem Impfzentrum eine Impfung gegenüber SARS-CoV-2 mit dem Impfstoff Janssen von Johnson & Johnson. Ca. 10-15 Minuten nach der Impfung traten folgende Symptome auf:

Flush (Gesichtsrötung) - generalisierte Urtikaria – Dyspnoe - Larynxödem mit Heiserkeit - Übelkeit - Schwindel - Kopfschmerzen - Schüttelfrost – Tachykardie (Herzrasen) - hypertensive Entgleisung.

Es erfolgte eine sofortige Notfallversorgung durch das Rettungspersonal und den impfenden Arzt im Sanitätsbereich des Impfzentrums. Nach einer 35-minütigen Beobachtungszeit wurde die Patientin, selbst Ärztin, in gebessertem Zustand auf eigenen Wunsch zur Nachbetreuung nach Hause entlassen, da ihr Ehemann Notarzt ist. Die Symptomatik war als Anaphylaxie Grad 2 eingestuft worden.

Wenige Stunden nach dem Ereignis kam es zu einer erneuten gleichförmigen Symptomatik, die in den folgenden Wochen mehrmals täglich auftrat und jeweils durch die Gabe von Prednisolon und H1-Antihistamini-kum nur kurzfristig zu bessern war.

Weiterhin traten eine Durstneigung mit Wasseraufnahme bis zu 9 Liter/pro Tag, Anfälle von Hautblässe im Sinne von Raynaud-Phänomenen an den Armen und Beinen, einschließlich der Oberarme und Oberschenkel, Hals und Gesicht, allgemeine Schmerzen, Sensibilitäts- und Bewegungsstörungen der Extremitäten und phasenweise eine deutliche Marmorierung der gesamten Körperhaut auf.

Die symptombegleitenden hypertensiven Entgleisungen reagierten unter einem Behandlungsversuch mittels ACE-Hemmern in Form einer erneuten allergischen Reaktion mit Urtikaria, Flush, massiven Kopfschmerzen und extremen Blutdruckschwankungen innerhalb weniger Minuten zwischen 90/60 mm HG und 220/120 mm HG. Die Symptomatik führte zur Krankenhausaufnahme und zu intensiver Diagnostik, jedoch ohne klare Entlassungs-diagnose.

Bei anhaltender Urtikaria, Larynxödem mit Heiserkeit, Luftnot, Tachykardie, Hypertension, Kopfschmerzen und

Thoraxschmerz konnte allein mit Prednisolon und Antihistaminika eine Linderung auch der Blutdruckentgleisung erreicht werden.

Die Weiterleitung zur allergologischen Ambulanz einer Universitätsklinik führte zu keiner Untersuchung. Nach grober Anamneseerhebung ließ der dortige Oberarzt verlauten, dass die Symptomatik unter keinen Umständen auf die Impfung zurückzuführen sei, eine Untersuchung daher unnötig sei und eine sofortige 2. Impfung, noch an Ort und Stelle durch ihn persönlich, zu erfolgen habe.

Als die Patientin um vorherige Abklärung und Behandlung der bestehenden, bedrohlichen Symptomatik bat, wurde sie beleidigt und musste die Klinik verlassen. Auch spätere Versuche, in anderen Universitätskliniken diagnostische und therapeutische Hilfe zu bekommen, scheiterten, sogar nach Überweisung durch einen niedergelassenen Allergologen.

Permanente starke Hinterkopf-Schmerzen, verschwommenes Sehen, Wortfindungs- und Sprachstörungen, Konzentrationsstörungen, extremes, imperatives Schlafbedürfnis, Gewichtsverlust, Luftnot, mangelnde Belastbarkeit und fehlende Kondition, Schwindel, erhöhte Blutungsneigung mit Hautblutungen und große Hämatome ohne Anlass kamen im Verlauf der folgenden Wochen hinzu.

Die Symptomatik war, insbesondere aufgrund der Unvorhersehbarkeit und Intensität der allergischen Reaktionen und der begleitenden Kreislaufdysregulation mit extremen Blutdruckentgleisungen sowie hypo- als auch hyperton und mit Luftnot so einschränkend, dass über Wochen hinweg die Versorgung von Haushalt, Kindern und Haustieren sowie das selbstständige Duschen oder ein kurzer Gang, beispielsweise zum Öffnen der Haustür, nicht möglich waren.

Die Patientin fragte bei zahlreichen ärztlichen Kollegen und Kolleginnen aus dem Bekanntenkreis um Hilfe an und bat wegen der belastenden und einschränkenden Symptome vergeblich um Termine an verschiedenen Universitätskliniken.

Auf zahlreiche telefonische Beratungen mit Kardiologen, einem Komplementärmediziner, einem Onkologen und Hämatologen sowie einer Heilpraktikerin hin erhärtete sich der Verdacht auf ein Mastzellaktivierungssyndrom.

Neben gelegentlicher notfallmäßiger Einnahme von Prednisolon konnte eine gewisse Linderung erreicht werden durch eine Therapie mit Famotidin 3-4 x 20 mg, Rupatadin 1-3 x 10 mg, Quercetin 2x200 mg und bei Bedarf zusätzlich Desloratadin, Budesonid DA, Salbutamol DA und Fenistil-Tropfen. Eine parallele Ernährungs-umstellung, insbesondere das Intervallfasten, konnte jedoch lediglich die Fatigue-Symptomatik bessern.

Erst die Behandlung mit Omalizumab ab 13.02.2022 führte nach wenigen Tagen zu einer deutlichen Besserung der anaphylaktoiden und urtikariellen Symptomatik bzw. zu einer Stabilisierung und ermöglichte eine Reduktion von Prednisolon und Antihistaminika.

Sämtliche Symptome, auch die begleitenden Kreislaufdysregulationen, Tachykardien und Luftnot-Anfälle wurden positiv beeinflusst. Die Gewichtsschwankungen und Wassereinlagerungen reduzierten sich im Verlauf, ebenso das Durstgefühl. Lediglich die neurologischen Beschwerden, insbesondere Fußschmerzen, erfuhren keine Besserung.

Der volle positive Effekt hielt zuerst nur etwa eine Woche an, in den darauffolgenden Monaten etwa 2 Wochen im Monat. In den übrigen Wochen des Monats waren anfangs weiterhin hohe Dosen Antihistaminika und zeitweise Prednisolon erforderlich, um die anaphylaktoiden

Reaktionen und die Urtikaria-Symptomatik mit begleitenden hypertensiven Phasen zu beherrschen. Insgesamt waren jedoch Intensität und Häufigkeit der Symptome weniger belastend.

Die Phasen mit nur milderen bis mittelgradigen Beschwerden wurden von Behandlungsmonat zu Behandlungsmonat jeweils länger und dehnten sich schließlich zum Zeitpunkt von August 2022 auf etwa 3 bis 3,5 Wochen Dauer im Monat aus. Die hypertensiven Entgleisungen sind nach ca. 4-monatiger Behandlung mit Xolair (Omalizumab) nicht mehr aufgetreten. Bedarfsmedikamente kommen nur noch 1-2x/Woche zum Einsatz.

Leider hatte sich im Verlauf die begleitende neurologische Symptomatik mit Hinterkopf-Schmerzen, Konzentrationsstörungen etc. sowie neuropathischen Schmerzen der Extremitäten, insbesondere des rechten Fußes, nur wenig gebessert.

Daher wurden im Verlauf, nach Besserung der übrigen Symptomatik, anhand von Behandlungsprotokollen verschiedener Arbeitsgruppen, die sich mit Post-COVID und auch Post-Vakzin-Syndrom beschäftigen, verschiedene Nahrungsergänzungsmittel und Medikamente ausprobiert. Bei Einnahme von Nattokinase, Alpha-Liponsäure, Melatonin, Intervallfasten und Low-Dose-Naltrexon zeigten sich positive Effekte auf die Symptomatik. Möglicherweise positive Effekte ließen sich verzeichnen für Propionsäure und Q10.

Mit dieser Medikation einschließlich Omalizumab sind an den meisten Tagen nur noch milde bis mittelgradige, gut beherrschbare Symptome vorhanden. (Omalizumab ist ein Reservemedikament bei schweren allergischen Erkrankungen. Die Preisspanne für 10 Amp. a 150 mg liegt laut Docmorris.de zwischen 535,52 € und 5019,23€. Die

Krankenkasse der Patientin gibt die Behandlungskosten für Omalizumab allein pro Quartal mit 3023,73 € an.). Medikamenten-Absetzversuche führen bei der Patientin bis zuletzt zu einem kompletten Rezidiv der Symptomatik mit allen initialen Symptomen. Eine derartig ausgeprägte, initial fast therapierefraktäre und im Verlauf therapie-intensive allergische Symptomatik mit Begleitreaktionen ist bis zur Impfung in der Anamnese der Patientin nicht vorgekommen. Es besteht anhaltend eine Einschränkung der Teilhabe und Erledigung alltäglicher Aufgaben. Die Patientin ist bisher noch nicht arbeitsfähig.

Aufgrund der einrichtungsbezogenen Impfpflicht erfolgte auf Anweisung des zuständigen Gesundheitsamtes eine Beratung in einem Impfzentrum. Dort befand man die Patientin als impfunfähig und attestierte diesen Umstand. Erst nach hartnäckiger Intervention wurde das Impfunfähigkeitsattest überhaupt vom Gesundheitsamt anerkannt.

Kommentar zu diesem Fallbericht

Dieser Fallbericht und die eingesetzten Behandlungen entsprechen einer Einzelfallbeschreibung.

Er illustriert nur eine der vielen möglichen Nebenwirkungen als Reaktion auf die Covid-19-Impfstoffe. Stellvertretend für sehr viele der im Anhang dokumentierten Nebenwirkungen zeigt der Fall jedoch typische Merkmale:

1) Diese Symptome sind oft erheblich lebensbeeinträchtigend und können sogar lebensgefährlich sein.
2) Die Dauer der Folgesymptome ist selbst nach vielen Monaten nicht abzusehen. Schlimmstenfalls könnten sie ein Leben lang anhalten.
3) Es herrscht selbst in medizinischen Fachkreisen ein enormes Defizit an Kenntnissen. Damit zusammen-

hängend kommt es zu häufigen Fehleinschätzungen und gefährlichen Behandlungsfehlern.

4) Die verbreitete Unkenntnis über das Wesen der Nebenwirkungen und ihrer Häufigkeit kann nur durch einen unprofessionellen Umgang mit der Datenerhebung und durch mangelnde Forschung bezüglich der neuen Impfstoffe erklärt werden.

5) Erschütternd ist besonders die laxe Handhabung der Impfindikation durch einige Ärzte. Wäre die Patientin der Aufforderung des Universitätsmediziners nach erneuter Impfung gefolgt, hätte dies tödliche Folgen haben können. Ebenso überschritt das Gesundheits-amt mit der ursprünglichen Nichtanerkennung der Impfunfähigkeitsbescheinigung seine Kompetenz und handelte in hohem Maße riskant und unprofessionell.

Aus der Begegnung mit der Leidensgeschichte der Kollegin hat sich eine Zusammenarbeit zwischen ihr und mir entwickelt, die darauf zielt, Behandlungsansätze, die sich aus der Praxiserfahrung und den Literaturrecherchen ergeben, weiteren Medizinern zur Verfügung zu stellen.

Die Literatur zu den eingesetzten Therapieprinzipien ist auf der Homepage www.erichfreisleben.de niedergelegt unter: „CORMEA, Entwurf zu einem Diagnostik- und Behandlungsleitfaden zur Behandlung von Betroffenen einer unerwünschten Reaktion nach Impfung gegenüber SARS-CoV-2 als Grundlage einer Abstimmung unter Behandelnden".

Zwei Fallberichte von Impfschäden mit immunhistochemischem Nachweis von Spike-Proteinen nach vielen Monaten

Fallbericht Nr. 85, Alter: 44, Geschlecht: w

Symptomatik nach 2. Impfung: Glieder- und Gelenkschmerzen, Schmerzen unterer Rücken, Ellenbogen, Fußgelenk, Knie beiderseits. li > re, Ohrenschmerzen, Schmerzen wechselnde Körperstellen, Augendruck, Kopfdruck, Knochenschmerzen, Hautschuppung wie bei Psoriasis, brennende Missempfindung, starke Erschöpfung, Kälteempfindlichkeit, Hysterektomie wegen heftiger präklimakterischer Unterleibsblutungen. Zitiert aus dem histologischen Befund von Curettage-Material:

„…immunhistochemisch CD3-positive T-Lymphozyten, CD20-positive B-Lymphozyten nur in sehr geringer Anzahl nachweisbar. Die immunhistochemische Untersuchung auf CD138 komplett negativ, bei Untersuchung auf die S1-Untereinheit des SARS-CoV2-Spikeprotein zeigt sich in einem sehr großen Teil der endometriellen Drüsen eine luminale membranöse Anfärbbarkeit, die als positive Reaktion interpretiert wird. Die stromalen Zellen zeigen lediglich eine schwache Anfärbbarkeit, die als Hintergrundfärbung interpretiert wird".

Diagnose: Endometrium in der frühen bis mittleren Sekretionsphase mit luminaler Expression von SARS-Cov2-Spike-Proteinen in den endometriellen Drüsen.

Fallbericht Nr. 165, Alter: 34, Geschlecht: w

Symptome: Nach Erstimpfung am 13.08.2021: Lymphknotenschwellung, Gewichtsabnahme, Nachtschweiß, Gewichtsabnahme. Nach langwieriger Corona-Infektion zusätzlich starke Schmerzen in den Knochen der Hände und Beine, starkes Schwitzen bei geringer Belastung, sehr schlechte Belastbarkeit, zittrige Hände, Gedächtnis- und Konzentrationsschwierigkeiten.

Immunhistopathologische Untersuchung eines seit Erstimpfung geschwollenen Lymphknotens vom 5.07.2022:

„Bei immunhistochemischer Untersuchung mit CD3 und C20 zeigt sich eine komplementäre Verteilung der T- und B-Lymphozyten, die Untersuchung auf CD5 ident zu CD3. Mit bcl2 zeigt sich eine Anfärbbarkeit der B-Zellen unter Aussparung der Keimzentren, die Untersuchung auf bcl6 in den Keimzentren deutlich positiv. Mit dem Proliferationsmarker Kl67 reagieren knapp 5% im lymphatischen Gewebe. Die Untersuchung auf Cyklin-D1 komplett negativ.
Die Untersuchung auf SARS-CoV2 zeigt eine positive Reaktion in den Endothelzellen der Blutgefäße des umgebenden Fettgewebes, weiters zeigen auch einzelne verstreut liegende lymphatische Zellen eine kräftige positive Reaktion."

Diagnose: Uncharakteristische chronische Lymphadenitis. Positiver Nachweis der S1-Untereinheit des Sars-Cov2-Spike-Proteins in Endothelzellen der Blutgefäße, des umgebenden Fettgewebes sowie auch in einzelnen lymphatischen Zellen.

Auf meine Anfrage bezüglich der Methodik der Färbemethode für den Nachweis der Spike-Proteine teilte mir der Pathologe Dr. Helmut Luck mit:

Sehr geehrter Hr. Dr. Freisleben, lieber Kollege

Mittlerweile haben wir erste Erfahrungen mit dem Sars-Cov2-Antikörper gemacht. Es handelt sich um den Antikörper ABIN6952976, der auf https://www.antikoerper-online.de/antibody/6952976/ anti-SARS-CoV-2+Spike+S1+antibody/ erhältlich ist. Dem Datenblatt zufolge handelt es sich um einen polyklonalen Antikörper, der die S1-Untereinheit des Spike-Proteins markiert. Mit diesem Antikörper erhält man positive Resultate, wenn eine SARS-Cov2-Infektion vorliegt oder wenn der Patient mit dem Vektor- oder mRNA-Impfstoff gegen Sars-Cov2 geimpft wurde.

Zur Umsetzung verwenden wir das Färbeprotokoll von Dr. Michael Mörz vom Klinikum Dresden. Die Resultate sind ausgesprochen gut. Wir erhalten mit diesem Färbe-protokoll ein klares Signal praktisch ohne Hintergrundfärbung, die ja bei manchen immun-histochemischen Markern ein Problem darstellt. Auch bei dem Untersuchungsmaterial der Patienten M. W. (1977) und J. B. (1988) erhielten wir ein positives Signal, wobei wir im ersten Fall eine luminale Expression und im zweiten Fall eine Expression auch in den Blutgefäßen fanden.

Mfg
Dr. Helmut Luck
A-2130 Ebendorf

Kommentar zu den Fallberichten:

Wie die beiden Fallberichte zeigen, besteht heute unproblematisch die Möglichkeit, Spike-Proteine immun-histochemisch nachzuweisen. Die Aussage, dass die Spike-

Proteine kurz nach der Impfung aus dem Körper verschwinden, muss somit als unwahr bezeichnet werden. Die Forschung sollte sich umgehend damit befassen, wie dieser Umstand auf breiter Basis diagnostiziert werden kann, welche Wirkung dieses bei Nebenwirkungs-betroffenen und eventuell auch bei Gesunden auslöst und auf welche Weise therapeutisch Abhilfe geschaffen werden kann.

Anmerkungen zur gesamten Dokumentation der Impfnebenwirkungen

In den gesellschaftspolitischen Debatten spielt die Abbildung der Realität in Zahlen, Studien, Diagrammen eine große Rolle. Sie bleibt aber immer ein Bild, das von vielen Faktoren abhängt: Welchen Angaben können wir vertrauen? Wer hat sie erstellt? Welche Fakten finden den Weg in die öffentliche Debatte, welche nicht? Sind alle wesentlichen Faktoren berücksichtigt und wird uns auch alles Wesentliche zur Kenntnis gebracht? Mit anderen Worten: Die Abbildung der Realität in Fakten unterliegt selbst vielen äußeren subjektiven Einflüssen, die den Wahrheitsgehalt beeinflussen können.
Hinzu kommen Fotos, Videos und Geschichten. Wie wichtig sie sein können, lässt sich an zwei Beispielen zeigen: Der Vietnam-Krieg fand ein Ende, als das schreckliche Foto eines von Napalmbomben in Brand gesetzten, vor Schmerz schreienden jungen Mädchens um die Welt ging. Eine zuletzt als unwahr enttarnte Geheimdienstinformation über das Vorliegen von biologischen Waffen wurde zur rechtfertigenden Geschichte für den Krieg im Irak

gegen Saddam Hussein. Die gesamte Region wurde auf Grund einer Unwahrheit nachhaltig beeinflusst.

Beide Beispiele zeigen, wie Emotionen, die durch Bilder und Geschichten erzeugt werden, den Gang der Geschichte beeinflussen können. In beiden Fällen ließen sich große Teile der Weltöffentlichkeit über die wahren Vorgänge hinwegtäuschen. Man vertraute vermeintlich sicheren Medieninformationen und sah sich im Nachhinein getäuscht. Wir leben in einer Zeit, in der enorm viele Kenntnisse, Bilder und Paradigmen vorhanden sind und die Wahrheit dennoch so schwer zu finden ist.

Die Dokumentation der von mir kurz skizzierten Nebenwirkungen des neuen Impfstoff-Typs mag zunächst etwas trocken wirken. Wenige werden alle Kurzberichte durchlesen. Diese haben jedoch in der verwirrenden Diskussion um sich widersprechende Studien und Aussagen von Experten einen unschlagbaren Vorteil: Sie sind nachvollziehbar! Jedes Wort ist von realen Untersuchungsergebnissen oder realen Aussagen von betroffenen Personen gedeckt und überprüfbar.

Schon beim Überfliegen der Nebenwirkungsberichte kann man Muster der Erkrankung erkennen. Dennoch haben diese offensichtlichen Muster nicht zur Erkenntnis eines neuen Typs von Impfnebenwirkungen der Prüfbehörde *Paul-Ehrlich-Institut* geführt. Die Anzahl der Neben-wirkungen aus meinem Patientenstamm im Verhältnis zur Gesamtzahl der von ihnen Geimpften sagt etwas über die Häufigkeit der Nebenwirkungen. Und die Zahl der davon betroffenen neuen Patienten bei einem einzelnen Arzt sagt etwas darüber, wie sehr das Problem allgemein übersehen oder verleugnet wird.

Mein Bericht hat einige Unzulänglichkeiten. Die Verläufe sind oft nur bis zum Zeitpunkt der Meldung und nicht hinsichtlich der gesamten Behandlungsdauer dokumentiert.

Die kurzen Schilderungen der Nebenwirkungen zeigen vor allem nicht das ganze Leid, das damit verbunden ist. Dass Mütter ihre Kinder nicht mehr versorgen können, dass Studenten ihren Ausbildungsweg aufgeben müssen, dass Sportler zu Invaliden werden, dass die wirtschaftlichen Grundlagen wegbrechen, dass die Verwirklichung von Lebensträumen jäh beendet wird, das alles können sie nicht darstellen, sondern allenfalls erahnen lassen.

Dieses Leid aber ist es, was meinen inneren ärztlichen Auftrag zutiefst berührt hat. Ich bin mit der Versorgung der Patienten und der Dokumentation der Nebenwirkungen hart an die Grenze dessen gegangen, was ich persönlich leisten konnte. Man mag mir bitte die vielen kleinen Unzulänglichkeiten meiner Berichterstattung nachsehen. Mehr war mir nicht möglich. Wenn zu den Patienten einer großen Versorgerpraxis einige Hundert mehr oder weniger gravierende Notfälle hinzukommen, leiden Dokumentation, Nachsorge, Nachbeobachtung, Reflektion des Geschehens und vor allem das formale Meldewesen. Hunderte von Anfragen um Hilfe haben meine Helferinnen abweisen müssen. Für dasjenige, was ich dennoch dokumentiert und gemeldet habe, unterstützten mich engagierte bezahlte und freiwillige Helferinnen und Helfer. Jede Meldung kostet im Schnitt fünfundvierzig Minuten Zeit. Meine dokumentierten 200 Fälle haben also allein für den formalen Meldevorgang 150 Stunden, also einen vollen Monat ärztlicher Arbeitskraft gebraucht. Zirka 100 Fälle müssen noch gemeldet werde. Die Meldung ist nicht nur eine Pflicht, die ich anstelle von vielen Hundert Ärzten erfülle. Sie berechtigt auch, eine Impfunfähigkeit attestieren zu können, die die Betroffenen vor weiteren Schäden schützt.

Meine Gesamtdarstellung der Charakteristika um dieses neue Krankheitsgeschehen einschließlich ihrer Berichterstattung an das Paul-Ehrlich-Institut, an die Arzneimittelkommission der Deutschen Ärzteschaft und an das Verfassungsgericht kosteten zusätzlich viel Zeit. Auch die Kommunikation über die Therapiemöglichkeiten und die Erfassung von Behandlungserfahrungen zur Information interessierter Kollegen mussten erledigt werden.

Ich habe viel Unterstützung von einzelnen Personen und vor allem von meinen Medizinischen Fachangestellten, meinem Kollegen, meinem Assistenten und später meiner Assistentin in Weiterbildung bekommen. Viel Rücksichtnahme auf meine mangelnde Präsenz habe ich meiner Ehefrau, meinen Kindern und Enkelkindern zugemutet. Mit dieser Dokumentation soll dieser Ausnahmezustand sein Ende finden. Ich hoffe, dass sie dazu beiträgt, dass weitere Kollegen sich bereitfinden, Licht in das Dunkel zu bringen. Am Ende sollten wir zu einem angemessenen Verhältnis zu den Vorteilen und den Nachteilen des neuen Impfprinzips kommen. Vor allem aber sind wir aufgerufen, all die Fehler aufzuarbeiten, die uns als gesellschaftliches Kollektiv während der Pandemie unterlaufen sind. Dabei geht es aus meiner Sicht weniger um Schuldzuweisung, sondern vor allem darum, zu lernen, es in Zukunft besser zu machen.

Einige Kennzahlen aus der Auswertung meiner Dokumentation (Stand August 2022):
Anzahl der dokumentierten und gemeldeten Nebenwirkungsfälle: **200**
Anzahl der noch ausstehenden Nebenwirkungs-meldungen: **ca. 80- 100**

Patientenzahl meiner Doppelpraxis im Schnitt pro Quartal: 2600 Patienten

Davon Geimpfte geschätzt: **1560 Patienten**

Anzahl der Impfnebenwirkungen aus meiner Klientel: **52**

Prozent der Impfnebenwirkungen meiner Stammpatienten: **3,3%**

Anzahl der Impfnebenwirkungen neuer Patienten: **230 - 250**

Anzahl der Betroffenen, sortiert nach Lebensjahren:

0-20 Jahre: **5** bis 30 Jahre: **24** bis 40 Jahre: **25**
bis 50 Jahre: **49** bis 60 Jahre: **47** bis 70 Jahre: **32**
bis 80 Jahre: **15** über 80 Jahre: **3.**

Zum Vergleich: das **durchschnittliche Todesalter in der Pandemie war 83 Jahre.**

Einschätzung des Besserungsgrades meiner Behandlungen (deutliche Besserung meint, dass die Beschwerden erträglicher sind und grundlegende Tätigkeiten des Lebens wieder verrichtet werden können.) Eine vollständige Wiederherstellung des ursprünglichen Gesundheitszustandes bleibt nach derzeitiger Kenntnis noch eher die Ausnahme. Die älteren Fälle 1-100 sind bezüglich des Behandlungsergebnisses besser ausgefallen. Bei den Fällen 101-200 fehlt vor allem die ausreichende Beobachtungszeit. Aber dennoch scheint trotz zunehmender Differenziertheit der Behandlungsmethodik auch eine Wandlung des Nebenwirkungscharakters selbst mitzuspielen.

Anfangs waren neurologische Symptome oft drastischer. Dabei hat das Kortison häufiger prompt geholfen. Später, möglicherweise mit der Zunahme der Anzahl der jeweiligen Impfungen bzw. Boosterungen wurden die Beschwerden komplexer und die anhaltenden Schwächezustände schwerer zu beeinflussen. Da gleichzeitig die Virusvarianten harmloser wurden, wuchs aus meiner Sicht das Missverhältnis der Nutzen-Schaden-Relation.

Fälle 1-100

Deutliche Besserung:	**55**	etwas Besserung:	**16**
keine Besserung:	**5**	unklar:	**25**

Fälle 101-200

Deutliche Besserung:	**24**	etwas Besserung:	**9**
keine Besserung:	**5**	unklar:	**62**

Exemplarische Falldokumentation von 34 Nebenwirkungsfällen

Die Dokumentation der bisher gemeldeten 200 Nebenwirkungsfälle würde den Rahmen dieses Buches sprengen. Alle Verläufe sind auf meiner Homepage www.erichfreisleben.de einsehbar. Um den Lesern dennoch einen Eindruck vom Wesen dieser immer unterschiedlichen und dennoch auch wieder ähnlichen Krankheitsverläufen nahe zu bringen, folgen nun stellvertretend 34 Fälle in der Form, wie sie zum Meldezeitpunkt den Behörden übermittelt wurden. Die Behandlungsergebnisse sind damit also nicht abschließend erfasst. Die Chargen-Nummern wurden hier nicht genannt, sie befinden sich in der ausgelagerten Dokumentation aller 200 Fälle.

Fall 1, Alter: 70 J, Geschlecht: m

1. Impfung mit *Comirnaty Biontech* (15.04.2021)
2. Impfung mit *Comirnaty Biontech* (06.05.2021)

Anamnese: Keine wesentlichen Vorerkrankungen
02.11.2020: Erstvorstellung, keine wesentlichen Vorerkrankungen.
03.11.2020: CT-Thorax: Tumor rechter posteriorer Oberlappen, Metastasen LK paratrachial
13.11.2020: Stationäre Einweisung pneumologische Abteilung.
15.02.2021: Kleinzelliges Lungenkarzinom, Chemotherapie, Etoposid / Cisplatin
Skelettszintigraphie o.p.B. Strahlentherapie, prophylaktische Ganzhirnbestrahlung GD 30 GY in 15 Fraktion am 21.04.2021: beendet; danach Wohlbefinden.
15.04.2021: Erstimpfung Comirnaty
06.05.2021: Zweitimpfung Comirnaty
14.05.2021: Schläfrigkeit, Kraftverlust, Depressionen, Verwirrung, Geschmacksverlust, Inappetenz.
17.05.2021: Erste-Hilfe Helios Klinikum Labor: D-Dimere 1,18 (Normwert: 0,5)
24.05.2021- 29.05.2021: Klinikum: CCT o.p.B. klinisch progrediente Verschlechterung, Nahrungsverweigerung, Verwirrtheit, Bettlägerigkeit, Inkontinenz, Geschmacksverlust.
04.06.2021: Ex juvantibus Therapie mit Prednisolon 40mg in absteigender Dosis (Arbeitsdiagnose: Immunologische Reaktion nach Zweitimpfung)
07.06.2021: Schnelle und durchgreifende Besserung; Patient kommt selbstständig in die Praxis.
01.07.2021: Nach vorübergehender Besserung und nach Absetzen des Prednisolons wieder allmähliche

Verschlechterung mit Symptomen wie zuvor, erneut Prednisolon.
02.07.2021: Sofortige Besserung.
Labor (18.05.2021) Labor (11.06.2021) Labor (01.07.2021) D-Dimere 1629 / CRP 29,4 D-Dimere 1607 / CRP 29,4 D-Dimere 3564 / CRP 65,7

Fall 6, Alter: 64 J., Geschlecht: m

1. Impfung mit *Vaxzevria AstraZeneca* (10.04.2021)

Anamnese: Arterieller Hypertonus
10.04.2021: Nach Impfung Kopfschmerzen, Übelkeit, Schweißneigung, Gewichtsabnahme.
28.04.2021: Drückende Schmerzen zwischen den Schulterblättern.
29.04.2021- 05.05.2021: stationärer Aufenthalt Krankenhaus, 13509 Berlin CT gesamte Aorta: LAE in allen drei Lungenklappen rechts bis am A. Pulmonalis dextra. Thrombose li. intrahepatischen Pfortader Astes und umschriebener Thrombus im rechten intrahepatischen Pfortader Ast Segment V Labor Krankenhaus vom 29.04.2021: Hämoglobin 13,9 / Thrombozyten 26 / D-Dimere > 35.00
Medikation: Rivaroxoben 15mg (2x1)
05.05.2021: Erstvorstellung in der Praxis seit 2004
09.05.2021: Ambulante Vorstellung im Krankenhaus bei kräftigen Kopfschmerzen.
CCT: kein Hinweis auf Sinusvenenthrombose
10.05.2021: **Labor:** CRP 7,2 / D-Dimere 1360 / Gamma-GT 137
11.05.2021: **Anamnese Ehefrau:** Zunahme der Kopfschmerzen, sofort veranlasstes MRT wegen Phobie des Patienten > als CT-Kopf mit Kontrastmittel durchgeführt. Befund: LAE in allen 3 Lungenlappen rechts bis an den

Hauptstamm der Arteria pulmonalis dextra heranreichend.

Thrombose des linken intrahepatischen Pfortader Astes und umschriebener Thrombus im rechten intrahepatischen Pfortader Astes Segment V. Umschriebene keilförmige Minderperfusion/Infarktareal der linken Niere. In der Aorta descendens wandständiger 13x8 mm großer Thrombus / weicher Plaque dorsal.

16.05.2021: Mitteilung des Krankenhauses, Abt. Neurochirurgie Patient ist an Sinusvenenthrombose verstorben. Keine Epikrise erhalten.

Fall 8, Alter: 29 J., Geschlecht: w

1. Impfung mit *Comirnaty Biontech* am 28.04.2021
2. Impfung mit *Comirnaty Biontech* am 18.05.2021

19.05.2021: Ambulant vorstellig in der Praxis bei anhaltenden Knieschmerzen seit 1 Woche.

20.05.2021: Vorstellung in Erster Hilfe wegen starker Kopfschmerzen > kein Bericht vorhanden.

02.06.2021: Ambulant vorstellig in der Praxis bei Durchfall, Inappetenz seit 20.05.2021, alle zwei Tage Kopfdruck, Schwankschwindel, Stuhldrang.

01.07.2021- 05.07.2021: Station Helios Klinikum Berlin-Buch Neurologie Angabe: seit 26.05.2021 (7 Tage nach Zweitimpfung) Schwindel, Sehstörungen, Lichtempfindlichkeit, seitenwechselnd Kopfschmerzen, Kopfschmerz Gefühl anders als bei Migräne, MRT-Kopf o.p.B., Therapie 5 Tage Prednisolon 100mg, dadurch deutliche Besserung, zusätzlich Paracetamol.

09.07.2021: D-Dimere: 633!

13.07.2021: Ambulant vorstellig in der Praxis: nach Besserung wieder Schwindel und Kopfschmerz, jedoch nicht so massiv, zusätzlich Husten, retrosternaler Druck.
Therapie: Prednisolon 40mg, absteigend über 5 Tage
15.07.2021: EKG-Befund: ERBS II, aVF, V4, Überweisung Kardiologie Prednisolon auf 80mg
19.07.2021: erhöht, da Herzbeschwerden persistierten
30.07.2021: z.Zt. Prednisolon 50mg, Symptome etwas besser.
17.08.2021: deutliche Besserung des Allgemeinbefindens, keine weitere Schwindelsymptomatik z. Zt. Prednisolon 20mg, wöchentlich um 5mg reduzieren.

Fall 11, Alter 64 Jahre, Geschlecht: w

1. Impfung mit *Comirnaty BioNTech* 10.06.2021
2. Impfung mit *Comirnaty BioNTech* 20.07.2021

Vorerkrankung: Hepatitis C (ohne Viruslast)
Seit 2020 unklare Erhöhung CK und Troponin Werte nach umfassender Diagnostik (Echo, Koronarangiographie etc.)
Symptome:
Nach Erstimpfung: Vergesslichkeit.
Eine Woche nach Zweitimpfung: Kreislaufinstabilität, extremer Schwindel, Übelkeit, brennende Abdominal Schmerzen, Hautbrennen.
August 2021: Vorstellung in meiner Praxis wegen Verdacht auf Impfnebenwirkung.
Aussage der Patientin: *„Ich bin kein Mensch mehr."*
Therapie: Prednisolon nach Schema
Ende August 2021: Patientin hat kein Prednisolon genommen, hatte Angst; weiter anhaltende Übelkeit, Brechreiz, Schwindel, weiterhin die Aussage: *„Ich bin kein Mensch mehr!"*

31.8.21: leichte Besserung.

Fall 16, Alter 20 Jahre, Geschlecht: w

1. Impfung mit *Comirnaty BioNTech* (26.07.2021)
2. Impfung mit *Comirnaty BioNTech* (25.08.2021)

September 2021: Fazialisparese rechts, Apathie.
Vorstellung Klinik - LP abgelehnt und auf eigenen Wunsch gegangen.
Am folgenden Tag Vorstellung Praxis wegen Verdacht auf Impfnebenwirkung.
Fazialisparese und Apathie anhaltend, MRT-Kopf: kein Anhalt für Sinusvenenthrombose.
Extremer Vitamin D Mangel.
Labor: externe Befunde
Therapie: Prednisolon nach Schema, Dekristol
nach einigen Tagen wegen starken Kopfschmerzen. Vorstellung in Klinik > dort keine Aufnahme erfolgt.
In folgenden Tagen weiter Kopfschmerzen, und neu verstärkt Taubheit und Schwäche rechter Arm, Standunsicherheit rechtes Bein - Einweisung Neurologie - Es erfolgte keine Aufnahme.
In den folgenden Tagen unter Kortison Therapie deutliche Besserung der Vigilanz und der Schwäche im rechten Arm und rechtem Bein;
Denken klarer. Patientin erinnert sich kaum an die Vorgänge der letzten Tage.

Fall 18, Alter 60 Jahre, Geschlecht: m

1. Impfung mit *Corminaty BioNTech* (17.05.2021)

Vorerkrankungen: Depression ohne Behandlung, Covid-Infektion 11/2020 - zeitweise depressive Symptome gesteigert – keine stationäre Aufnahme.

Symptome:
Nach Impfung: Gleiche Symptome wie bei Covid-Infektion, innerliche Unruhe, Schlafstörungen, Müdigkeit, Konzentrationsschwäche, Kopfschmerzen, Aggressivität, Schmerzen in den Händen, kein Faustschluss, Beschwerden langsam schlimmer.
August 2021: Vorstellung in meiner Praxis wegen Verdacht auf Impfnebenwirkung.
Vom Neurologen verschriebene Medikamente wurden nicht vertragen.

Labor:
B- und T-Zellen erniedrigt
Therapie: Prednisolon nach Schema
September 2021: Beschwerden haben sich nahezu vollständig gebessert.

Fall 21, Alter 60 Jahre, Geschlecht: w

1. Impfung mit *Comirnaty BioNTech* 08.05.2021
2. Impfung mit *Comirnaty BioNTech* 17.06.2021

Vorerkrankungen: Depression; Hypothyreose, Hypertonus Allergien: Aspirin, Hausstaub.

Symptome:
Seit Ende Juni 2021: Kribbeln und Taubheit beider Beine, allmählich zunehmend von distal nach proximal, Sensibilitätsstörungen und Paresen,
September 2021: Stationärer Aufenthalt in neurologischer Fachabteilung.

Diagnose: V. a. sensibel betonte Polyneuropathie mit progredient aufsteigender Hypästhesie und leichtgradigen Paresen der Extremitäten distal.
Liquor Punktion: Gesamteiweiß erhöht, keine Pleozytose
Pallhypästhesie beider Beine, Kraftminderung, diskret verlangsamte Latenzen.
Oktober 2021: Vorstellung in meiner ambulanten Praxis wegen Verdacht auf Impfnebenwirkung.
aufsteigende Parese und hochgradiger Verdacht auf Guillain- Barré-Syndrom nach Comirnaty Impfung.
Zunahme von Gangstörung (mit Stürzen) und Armschwäche sowie Atembeschwerden.
Im Zusammenschau Verdacht auf impfbedingte neurologische Störung im Sinne einer CIDP (chronisch inflammatorisch demyelinisierende Polyradikuloneuropathie).
Erneute stationäre Einweisung von zwei neurologischen Kliniken abgelehnt.

Labor:
CD8+/CD28-T-Zellen 51/µl (100-370)
CD8+/CD28+T-Zellen 68/µl (238-448)
T-Zellen 497/µl (900-2200)
CD45+ Lymphozyten 774/µl (1100-4000)
CD4+ T-Helferzellen 361/µl (590-1460)
CD8+ T-Zellen 118/µl (300-930)
Zentrale Memory Tc-Zellen 7/µl (40-640)
Effektor Memory Tc-Zellen 2/µl (5-120)
D-Dimere 1109 ng FEU/ml (<500)

Histamin 127 ng/ml (<65,5)
Vitamin D (25-OH) 15 ng/ml (30-100)
Oktober 2021: von niedergelassenem Neurologen: Verordnung von Gabapentin.
In den folgenden Tagen: täglich Verschlechterung der Gehfähigkeit und Gebrauch der Arme, Taubheitsgefühl bis zum Mund.
Therapie: Prednisolon nach Schema, Verordnung von häuslicher Krankenpflege, Dekristol.
Ende Oktober 2021: erstmals leichte Besserung der Taubheit in den Händen, diskrete Minderung der Schwäche in den Armen. Therapie weiter mit hochdosiertem Prednisolon, Reduktion erst bei deutlichen Besserungsschritten.

Fall 22, Alter 52 Jahre, Geschlecht: w

1. Impfung mit *Comirnaty BioNTech* (23.08.2021)

Vorerkrankungen: keine
Symptome:
4 Tage nach Impfung Taubheitsgefühl in den Beinen;
weitere 2 Tage später Vorstellung im Krankenhaus:
Diagnose: Hypästhesie, Reflexe normal.
Oktober 2021: Vorstellung in meiner Praxis wegen Verdacht auf Impfnebenwirkung.
Persistierende Taubheitsgefühle, Brennen in beiden Füßen, Taubheit linker Arm, Zittern, Gedächtnislücken.
Labor: teilweise aktivierte und reduzierte T-Zellen und B-Zellen.
Terminale Effektor Tc-Zellen 17/µl (25-280)
Therapie: Prednisolon nach Schema.
Ende Oktober 2021: Weitgehende Besserung des Zitterns und der Taubheitsgefühle.

Unter Reduktion des Prednisolons wieder leichtes Zittern im linken Arm - Erneute Dosiserhöhung.

Fall 24, Alter 71 Jahre, Geschlecht: m

1. Impfung mit *Comirnaty BioNTech* (29.04.2021)
2. Impfung mit *Comirnaty BioNTech* (20.05.2021)

Befund Juli 2021:
Ambulantes Echokardiographie: gute systolische Funktion, leicht eingeschränkte diastolische Funktion, keine Wandbewegungsstörung.
Ergometrie: normales RR-Verhalten, keine ST-Senkung
Symptome Anfang September 2021:
Belastungsdyspnoe, thorakales Druckgefühl.
Stationäre Einweisung bei Verdacht auf instabile Angina pectoris.
Diagnose: Diffuse Normosklerose bei 3-Gefäß-KHK, frustraner Katheterisierungsversuch einer RD1 Stenose
Vorstellung in meiner Praxis wegen Verdacht auf Impfnebenwirkung.
Labor: 2 Wochen nach Einweisung: NT-pro BNP 458, Troponin 30.4, D-Dimere normal
Therapie: Prednisolon nach Schema.
Ende September: Deutliche Besserung des thorakalen Druckgefühls.
Labor: Troponin 23.6
Cardio-MR: Normale Gesamtfunktion, keine Wandbewegungsstörung in myokardialer Perfusionsuntersuchung unter Adenosin, Verdacht auf Perfusionsstörung inferior.
Oktober 2021: Deutliche Besserung des thorakalen Druckgefühls, verbesserte Leistungsfähigkeit.

Fall 27, Alter 52 Jahre, Geschlecht: m

1. Impfung: *Comirnaty* (23.11.2021)

Vorerkrankungen: Keine, laut Arbeitsmedizin April 2021 gesund.
Symptome:
30 Minuten nach Impfung: Brennende Kopfschmerzen, Schwäche, Somnolenz für 3 Tage.
Ab 7. Tag nach Impfung: extreme Schwäche brennende Oberbauchschmerzen, Herzstechen, Kopfschmerzen, Schüttelfrost, Sehstärke schlecht, Konzentrationsschwäche, Geräuschempfindlichkeit, Gereiztheit, Kurzatmigkeit
Dezember 2021:
RTW gerufen, nicht mitgenommen.
Anschließend Hausarztbesuche ohne Klärung.
Januar 2022: Vorstellung in meiner Praxis wegen Verdacht auf Impfnebenwirkung.
Pat fühlt sich benommen und deutlich geschwächt.
Labor: CD8 Zellen, deutlich vermindert.
Therapie: Prednisolon nach Schema.
Ende Januar 2022: deutliche Besserung der Beschwerden.

Fall 32, Alter: 29 Jahre, Geschlecht: m

1. Impfung *Comirnaty Biontech* (14.07.2021)

Anamnese: keine Vorerkrankungen
Symptombeginn: 18.07.2021:
Symptome: Schmerzen in den Beinen, langsam zunehmende Beinschwäche und Gangunsicherheit, Schwäche in den Armen, Schwindel, Nervenbrennen an verschiedenen Körperstellen.

Verlauf: Stationäre Behandlung 02.09-03.09.
Diagnose: subjektiv intermittierende Muskelschwäche, ambulante Neurologie: keine Hilfe bekommen
Ende Nov. Pat. bekam auf Bitten einer Orthopädin 3 Tage 100 mg Prednisolon, Besserung, danach 2 Monate 50 mg Prednisolon, Besserung in kleinen Schritten, Beine noch schwach.
19.01.2022: Vorstellung in meiner Praxis:
Beschwerden unter niedriger Kortison-Dosis wieder fast so schlimm wie bei Beginn, jetzt Prednisolon 100 mg., sehr langsam absteigendes Schema führte über mehrere Monate zur nahezu vollständigen und stabilen Rückbildung der Symptome.
19.06.2022: deutliche Besserung,
Diagnose aus meiner Sicht: chronische inflammatorische demyelinisierende Polyneuropathie.

Fall 33, Alter: 56 Jahre, Geschlecht: m

1. Impfung *Comirnaty Biontech* (15.04.2021)
2. Impfung *Comirnaty Biontech* (28.05.2021)

Seit Juli nachts dumpfe Schmerzen beider Kniegelenke. Schmerzen Sprunggelenke, Muskel und Sehnenschmerzen.
Seit Oktober: Schmerzen nehmen zu mit Muskelschwäche beider Unterschenkel und Oberschenkel.
Starkes Brennen beide Unterschenkel und Füße.
Muskel und Nervenschmerzen an verschiedenen Stellen an beiden Beinen und Füßen.
Ab und zu ein Stechen unter der Fußsohle und Zehen sowie ein Taubheitsgefühl beider kleinen Zehen am rechten Fuß.

Beide Waden schmerzen öfter beim Laufen. Pochen beider Unterschenkel im Ruhestand nach dem Laufen.

Seit September haben diese Symptome so zugenommen, dass Joggen und Wandern nicht mehr möglich waren.

Bemerkung: „Am schlimmsten ist das starke Brennen unter der Haut beider Unterschenkel, Fuß und Spann sowie beidseitige Muskelschwäche und Muskelschmerzen".

14.12.2021 Vorstellung in meiner Praxis: seit Oktober Schmerzen, Muskelschwäche re. Unterschenkel, jetzt Brennen und Kribbeln beide Beine und Arme

Pat leidet vor allem unter dem Brennen.

Labor: D-Dimere, CRP, Immunstatus
Therapie Prednisolon 40 mg., absteigend über 10 Tage.
20.12.2021: Erst deutlich Besserung, bei 35 mg Stillstand. Erneute Prednisolon-Therapie.
02.01.2022: Impfnebenwirkung nach zweiter, längerer Prednisolon Therapie besser, zusätzlich besteht ein S1 Syndrom, Therapie: Dexabene-Lidocain Lokalinjektion.

Fall 35, Alter: 25 Jahre, Geschlecht: m

1. Impfung mit *Comirnaty Biontech* (08.06.2021)
2. Impfung mit *Comirnaty Biontech* (20.07.2021)

Anamnese: Angiodysplasie rechter Fuß, Sehnenfaden im linken Ventrikel.
Symptome: 24.07.2021: Pektanginöse Beschwerden mit Dyspnoe, Zittern/Schüttelfrost, Innere Hitze, Enge- und Druckgefühl auf der Brust, Bewusstseins Eintrübung und Schwäche.

Vorstellung im Krankenhaus mit dem Rettungswagen, Entlassung aus der Rettungsstelle.

29.07.2021: Über mehrere Tage weitere Verschlechterung des Allgemeinzustandes, Symptome bestehen weiterhin.

Selbstständige Vorstellung im Krankenhaus.

05.08.2021: Bei weiterhin bestehenden Beschwerden, am stärksten nachts, ambulante kardiologische Vorstellung: vermehrte Perikardflüssigkeit.

Labor: D-Dimer: 909 (<500) deutlich erhöht

13.08.2021: Cardio-MRT: Perikarderguss

20.10.2021: Nach leichter Besserung, erneute Verschlechterung der Beschwerden, seitdem rezidivierende Beschwerden wie oben.

24.11.2021: Kontroll-Echokardiografie: keine Perikardflüssigkeit mehr nachweisbar.

29.12.2021: Verschlechterung der Beschwerden, vergleichbar mit Juli/August 2021.

04.01.2022: **Labor:** D-Dimer 414 (<500), SARS-CoV-AK aufgrund von Impfung, keine Infektion nachweisbar.

14.01.2022: Labor: Immunstatus: B- und T-Zellen erhöht.

21.01.2022: Fortbestehende rezidivierende Beschwerden wie oben beschrieben.

Erstvorstellung in meiner Praxis: Therapie mit Prednisolon und NMH begonnen.

22.02.2022: Deutliche Besserung der Beschwerden.

Fall 37, Alter: 30, Geschlecht: w

1. Impfung mit *Comirnaty Biontech* (03.12.2021)

Anamnese: Asthma bronchiale

Symptome: nach 0,5 Stunde: leichte Parese und Taubheit der linken Gesichtshälfte, Kraftmangel im rechten Arm

nach 2 Tagen: Kribbelparästhesien in Armen und Beinen, Oberschenkel verkrampft, Kopfdruck rechts

weitere Symptome im Verlauf: aussetzen der Menstrua-
tion, Knochenschmerzen, Hautpilzerkrankung im Halsbe-
reich, hoher Erschöpfungsgrad.
Krankenhaus-Vorstellung Neurologie:
08.12.2021: cCT-Angio: altersentsprechender zerebraler
Befund.
08.12.2021: **Labor:** D-Dimer 0,83 µg/ml FEU (Normalwert <0,55), CRP 0,77mg/dl (Normalwert 0,5 mg/dl)
10.01.2022: CT-HWS bei rezidivierendem Schwindel und
Parästhesien im rechten Arm: Dorso-medianer Prolaps
HWK 5/6 mit Tangierung des Myelons. Keine eindeutige
Kompression der Nervenwurzel.
Erstvorstellung in unserer Praxis:
12.01.2022: Weiterhin oben genannte Symptome, Diagnostik: Labor,
Therapie: Beginn mit Prednisolon und Niedermolekulares Heparin (NMH)
14.01.2022: **Labor:** D-Dimer, CRP, Leukozyten gesamt im
Normbereich, Immunstatus sehr auffällig: Zentral: Tc Zel-
len(12/µl) erniedrigt, Memory Tc Zellen (0/µl) nicht vorhanden, Terminale effektive Tc Zellen (8/µl) erniedrigt.
20.01.2022: Beschwerden nur gering verbessert.
25.01.2022: Kopfschmerzen und Haut besser, weiterhin
„Brennen und Pieken", weiter mit Prednisolon.
Am 24.05.22 deutliche Besserung.

Fall 43, Alter: 44, Geschlecht: w

1. Impfung mit *Comirnaty Biontech* (20.10.2021)
Anamnese: keine Vorerkrankungen
Erste Vorstellung in unserer Praxis:
21.12.2021: Vor 9 Wochen erste Impfung erhalten.
3-4 Stunden danach allergische Reaktion. Danach rezidi-
vierender Hautausschlag und geplatzte Äderchen, zeitwei-

lig fleckig, Hautrötung und weißliche Stellen, netzartig gefleckt.

Labor: D-Dimer erhöht 783ng/ml FEU (<500), Zentrale Memory Tc Zellen 29/µl (erniedrigt).
Beginn Prednisolon Therapie.
07.01.2022: Netzartige Durchblutung gering gebessert, sonst Hautflecken idem.
17.01.2022: Weiterhin plötzliche Anschwellung, Rötung und Hitze der Ohren und Hände (Fotodokument) morgens, Nebelgefühl und 2 Stunden Herzstolpern. Prednisolon für 1 Woche verlängert.
25.01.2022: Seit 2 Tagen etwas besser, noch Müdigkeit, Prednisolon wird langsam ausgeschlichen.

Fall 45, Alter: 39, Geschlecht: w

1. Impfung mit *Comirnaty Biontech* (10.04.2021)
2. Impfung mit *Comirnaty Biontech* (22.05.2021)

Anamnese: keine Vorerkrankungen bekannt.
Symptome:
11.04.2021: 1 Tag nach erster Impfung: Schmerzen im Impf-Arm, grippale Symptomatik mit Fieber, Magenschmerzen und Durchfall.
16.05.2021: Ca. 1 Monat nach erster Impfung: ab hier wiederholte Kopfschmerzattacken, Schwindel, Kribbeln am Kopf, Sehstörungen, Verschlechterung der Sehkraft, erneute Magen-Darm-Probleme.
23.05.2021: 1 Tag nach 2. Impfung: Schmerzen im Impf-Arm, Müdigkeit, Kopfschmerzen, Herpes-Infektion, Nervenschmerzen rechte Körperseite.

19.06.2021: Verschlimmerung der Beschwerden: zusätzlich Schlafstörungen, starkes Schwitzen, Kribbeln in den Händen, Gewichtsverlust von 10kg, rezidivierende pochende und stechende Kopfschmerzen, Schwindel, innere Unruhe, Übelkeit, Sehstörungen, Herzrasen, Magen-Darm-Probleme, Erschöpfung.
Vorstellung bei diversen Ärzten: Gastroenterologe, Augenarzt, Hausarzt.
05.07.2021: MRT V.a. Gallenblasenpolyp.
09.09.2021: MRT-Abdomen: V.a. Adenom.
18.10.2021: Agonistische Autoantikörper AT1-AAK/ ET-AAK/ ß2-AAK positiv.
Erstvorstellung in unserer Praxis:
07.01.2022: Beschwerden anhaltend;
Labor: Terminale Effektor Tc-Zellen 9/µl (erniedrigt)
Beginn mit Prednisolon-Therapie.
Februar 2022: nach Prednisolon-Therapie: Besserung des Kribbelns in rechte Körperhälfte, sowie des Brennens in Brust und Rücken. Bleibend sind Sehstörung, Flimmern vor den Augen, schnelle Erschöpfung, Gefühl wie *„in Watte gepackt".*
28.02.22: Beschwerden deutlich gebessert.

Fall 52, Alter: 44, Geschlecht: w

1. Impfung mit Comirnaty Biontech am 23.06.2021
2. Impfung mit Comirnaty Biontech am 20.07.2021

Anamnese: Hashimoto-Thyreoiditis
Symptome: Nach 1. Impfung: Tag 1-3: Schwellung der Haut am ganzen Körper. Ab Tag 2 Schwindel. Nach 1 Woche Verbesserung, danach intermittierend leichter Schwindel.

Nach 2. Impfung: Keine Hautreaktion. Ab Tag 3 erneute
Schwindel, Verschlimmerung über 2-3 Wochen.
Danach 1. Arztbesuch: Keine Hilfe erhalten. Seitdem
Schwindel, Brain Fog, Fatigue, Kopfschmerzen. 3 Monate
unfähig zu arbeiten oder sich alleine zu versorgen. Ge-
ringste Anstrengungen lösen Verschlimmerung der Be-
schwerden aus.
August 2021: Klinikaufenthalt: CT-Thorax unauffällig,

Labor: D-Dimer: 780 (erhöht), Beginn mit Fraxiparin, danach deutliche Verbesserung für einige Tage, dann wieder Rezidiv. Deutlicher Eisen- und Vit.-D Mangel, nach
Supplement nur geringe Verbesserung.
November 2021: 3x Heparin Spritze durch bisherigen
Hausarzt bei Luftnot und anhaltenden Beschwerden, erneute deutliche Verbesserung der Beschwerden für kurze
Zeit. Sport unmöglich. Beginn mit 1 Woche Fasten und
histaminarmer Ernährung.
Dezember 2021: Erneute Heparin-Spritze bei zunehmenden Beschwerden, Luftnot, dadurch Besserung, weiterhin Magen-Darm-Unruhe, Schwindel, Übelkeit.
Erstkontakt in meiner Praxis:
07.01.2021: Anhaltende Beschwerden. Druck auf Tho-
rax, Zyklusbedingte Verschlechterung.

Labor: vermindert CD8-T-Zellen
Therapieversuch mit 12 Tage Cortison.
Durch Kortison deutliche Verbesserung, nach Absetzen
Rezidiv.

Fall 57, Alter: 37, Geschlecht: w

1. Impfung mit *Moderna* (19.06.2021)

2. Impfung mit *Moderna* (31.07.2021)
3. Booster-Impfung mit *Moderna* (27.01.2022)

Anamnese: keine Vorerkrankungen.
Symptome nach Booster-Impfung:
1 Tag nach Impfung linke Gesichtshälfte taub, linksseitige Parese, Gesichtsfeld eingeschränkt, Hörverschlechterung links, Tinnitus, Kopfschmerzen links.
03.02.2022: Krankenhausaufenthalt: ED Multiple Sklerose mit Fazialisparese links, nukleär mit Hyperakusis, Ausfall des N..trigeminus links, nukleär mit Taubheit im Gesicht.
Die Erstdiagnose einer Multiplen Sklerose erfolgte 7 Tage nach der Booster-Impfung und wurde nicht als Impfnebenwirkung vom Krankenhaus gemeldet.
10.02.2022: **Labor:** agonistische Antikörper gegen M2, ET, ß2-Rezeptor positiv, D-Dimer 959 ng/ml (erhöht). Prednisolon Therapie eingeleitet.
16.02.2022: Symptome deutlich rückläufig. Ü: Neurologie.

Fall 61, Alter: 29, Geschlecht: w

1. Impfung mit *Comirnaty Biontech* (?) 2021
2. Impfung mit Comirnaty Biontech (21.07.2021)

Anamnese: vestibuläre Migräne
Symptome: nach 1. Impfung: Müdigkeit und Durchfall, Nebenwirkungen wurden durch Patientin gemeldet.
4-6 Stunden nach 2. Impfung: Krämpfe, Knochenschmerzen, durchgehender Migränestatus (Ausprägung der Schmerzen sehr stark und neu) Verstärkung der Migräne, Palpitationen, Übelkeit und Erbrechen.

Bis November anhaltende Beschwerden.

11.11.2021: Stoßtherapie mit Prednisolon, darunter Abklingen der Beschwerden, auch keine weitere Einnahme von Flurinazin durch Patientin.

Labor Zentrale Memory Tc Zellen 38/µl (leicht erniedrigt), Terminale Effector Tc Zellen 10/µl (erniedrigt).

27.01.2022: Corona-Infektion: erneut sehr starke Migräne, Übelkeit und heftiges Erbrechen, Stärke der Symptome wie nach 2. Impfung.

22.08.2022: Beschwerden deutlich gebessert.

Fall 64, Alter: 61 Jahre, Geschlecht: w

1. Impfung: *Comirnaty Biontech* am 17.06.2021

Anamnese: COPD

Dokumentation eines „Turbo Krebs"-Verlaufs!

Symptome: Seit Mitte August Kopfschmerzen.

7.9.2021 Azithromycin und 13.09.2021 Amoxicillin wegen Sinusitis; 4.10.2021: MRT NNH o.p.B., heftige neuralgische Schmerzen mit Gesichtsschmerzen links, Hörminderung links, Atembeschwerden; 5.10.2021 D-Dimere 2559 ng FEU/ml (Norm unter 500). Typische Konstellation einer Impf-Nebenwirkung zunächst Beschwerdebesserung durch Prednisolon.

12.10.2021: D-Dimere 7043 ng FEU/ml Zentrale Memory Tc Zellen 29 (40-640) Effektor Memory Tc Zellen 1 (5-120) Terminale Effektor Tc Zellen 2 (25-280) Exzessive Erhöhung der D-Dimere ohne Thrombose- oder Embolie- Nachweis, dabei extreme Verminderung der zytotoxischen Zellen!!! Also: Hyperaktivierte Gerinnung und starke Immunsuppression.

13.10.2021: Krankenhauseinweisung: Ausschluss LAE, Erstdiagnose eines Bronchialkarzinoms des rechten Oberlappens + intrathorakal Lymphknotenmetastasen, bisher keine pulmonale Symptomatik.
V.a. Schnelle Metastasierung bei neu diagnostiziertem Tumor (im Röntgenbefund von 12/2018 kein Hinweis auf eine Raumforderung).
01.11.2021: Übernahme Palliativstation: neuer Befund von ausgedehnter Metastasierung mit Pleurakarzinose links, Leber- und Nebennierenmetastasen bds., Peritonealkarzinose, Pankreaskarzinose.
13.11.2021: Pat. Verstorben.

Fall 77, Alter: 56, Geschlecht: w

1. Impfung mit *Comirnaty Biontech* (23.06.2021)

Anamnese: Sarkoidose, rezidivierend Alopezia areata, Covid-Infektion März 2020.
Symptome: Vorgeschichte nach Sars-CoV-2-Infektion: nach Covid-Infektion im März 2020; stärkste Kopfschmerzen, massive innerliche Unruhe, Konzentrationsprobleme, starker Schwindel, netzartige livide Hautveränderung an den Oberschenkeln, auch an Händen und Füßen, Thrombophlebitis Unterschenkel links, Makrohämaturie mit Schleimhautablösung in der Blase, Tinnitus neu, disseminierter Herpes, EKG-Veränderungen.
Mai 2020   HNO-Diagnostik unauffällig, MRT-Kopf unauffällig, MRT-Herz: kleiner Perikarderguß,
Ekzem - dermatologische Behandlung mit Biologikum.
Juni 2020: Labor Sars-Cov-2 IgG negativ.
April 2021: Apharese (2x) danach wesentliche Besserung der Herzsymptomatik und anderer Symptome.

Ab Juni 2021: hat die Patientin das Gefühl, der Körper
hat sich wieder beruhigt.

Patientin wird trotz ihrer Bedenken von mehreren behandelnden Ärzten beraten und gedrängt, sich gegen
Sars-CoV-2 impfen zu lassen.

Nach der Impfung im Juni: 30 Minuten später schlagarti-
ger stechender Schmerz im Schädelbereich mit Beginn eines lauten Tinnitus, am selben Tag grippale Symptomatik
für 3 Tage mit Fieber, dann Schwindel, stärkste Kopfschmerzen, Gangunsicherheit/ Gleichgewichtsstörung
Dyspnoe, Blasenprobleme: Inkontinenz und Polykasurie,
wieder Herzstechen mit Ausstrahlung, Übelkeit. Echo:
kleiner Perikarderguss, erneut Thrombophlebitis, kom-
plettes Beschwerdebild wieder vorhanden.

Prednisolon Therapie Rückgang der Beschwerden, nach
Ausschleichen Rezidiv.

November 2021: Erneute Aphärese – wieder Besserung
der Beschwerden.

Dezember 2021: Grippaler Infekt unklarer Genese – erneute Beschwerden, Tinnitus, Einblutungen Kopfschmerzen, Sehstörungen etc.

17.03.2022: Besserung.

Fall 80, Alter: 38, Geschlecht: m

1. Impfung mit *Comirnaty Biontech* (Juni 2021)
2. Impfung mit *Comirnaty Biontech* (22.07.2021)

Anamnese: Schulterschmerzen seit Frühjahr 2022

Symptome: Nach der 2. Impfung: direkt nach der Impfung für 1 Woche grippale Symptomatik ohne Fieber unter Einnahme von Diclofenac aufgrund der bestehenden

Schulterschmerzen. Nach Absetzen von Diclofenac extremste Schmerzen im Bereich der „mittleren" Wirbelsäule ca. 2 Wochen nach Impfung.
13.08.2021: Vorstellung in der Rettungsstelle bei extremsten Schmerzen.

Labor: CRP >317 stark erhöht, Ferritin 990 stark erhöht
CT: Perikard Erguss, Pleura Erguss.
15.08.-20.08.2021: Stationär: Erstdiagnose „idiopathische Polyserositis", auf die zuvor erfolgte Impfung wird nicht eingegangen. Einstellung auf Ibuprofen und Colchicin.
14.09.-17.09.2021: Stationär nach Veränderung der Medikations-Dosis, erneute Fieberschübe und Schmerz Exazerbation, Prednisolon Stoßtherapie.
Erstkontakt in meiner Praxis:
16.12.2021: Patient nimmt Colchicin-Therapie weiter. Aktuell kaum Beschwerden. Nach Prednisolon-Therapie deutliche Besserung. CRP im Normbereich.

Fall 91, Alter: 42, Geschlecht: w

1. Impfung: *Nuvaxovid* (01.03.2022)

Anamnese: Hypotonie, Mitralklappen Prolaps
Symptome:
01.03.2022: Nachmittags: Benommenheit, verlangsamt, alles verzögert.
02.03.2022: Schwindel, Beinschmerzen bds, extreme Müdigkeit, Erschöpfung, Herzrasen.
03.03.2022: Sehstörungen: verschwommenes Sehen, Allgemeinzustand schlecht, „umgefallen", Schwindel, Vorstellung in neurologischer Rettungsstelle.

04.03.2022: Keine Besserung, erneute Vorstellung in einem anderen Krankenhaus.

07.03.2022: Rettungsstelle wegen erneutem „Umfallen", unwohl Sein, extreme Schwäche.

14.03.2022: Vorstellung beim Hausarzt, dieser hat Beschwerdebild nicht mit Impfung in Verbindung gebracht.

15.03.2022: MRT-Kopf ohne pathologischen Befund, weiterhin rezidivierendes verschwommenes Sehen, dann Durchfall, Zittern in den Beinen, Vorstellung beim Allergologen in Wiesbaden.

Erstkontakt in meiner Praxis:

24.03.2022: Anhaltende und rezidivierende Beschwerden.

Labor: Zentrale Memory Tc und Terminale Effector Tc Zellen vermindert, Mastzell-assoziierte Entzündung bei erhöhtem Histamin.

29.03.2022: Therapiebeginn mit Prednisolon niedrig dosiert und Cetirizin, niedermolekulares Heparin.

Prednisolon-Therapie noch nicht abgeschlossen, bisher deutliche Besserung der Symptome.

Fall 94, Alter: 51, Geschlecht: w

1. Impfung mit *Comirnaty Biontech* (29.06.2021)
2. Impfung mit *Comirnaty* Biontech (28.07.2021)
3. Booster-Impfung mit *Comirnaty* (21.12.2021)

Anamnese: Z. n. Myom-Operation, asymmetrische Hypophyse, Halswirbel Protrusion
Größe: 172 cm, Gewicht: 65 kg
Symptome:
Nach 1. Impfung: 2 Tage nach Impfung: Handschwäche

beiderseits, Müdigkeit, und Konzentrationsschwäche anhaltend.

Nach 2. Impfung: Verstärkung der Müdigkeit und Abgeschlagenheit, kräftiger Puls der Bauchaorta.

Seit 31.08.2021: Schmerzen im PIP III links in Ruhe, keine Schwellung, wenige Tage später auch Fingergelenke der rechten Hand betroffen, Schmerzen vor allem in Ruhe, eher nachts, Anlaufschmerz und Morgensteifigkeit (2 Minuten),

Seit Oktober: Zunehmende Beschwerden der Hände, auch tagsüber, Kribbelparästhesien im Oberarm links (Impf-Arm), brennendes Gefühl linker Fuß, brennende Missempfindung, breitet sich auf Arme und Beine aus, im Rücken als flächige Areale.

Ende Oktober neu aufgetretener Nachtschweiß und starke Palpitationen.

Nach 3. Impfung: 5 Tage nach der Booster-Impfung totale Allgemeinzustandsverschlechterung, einige Tage bettlägerig.

Übelkeit für 3 Tage, dann rezidivierend, brennende Missempfindung, zunächst Beine zunehmend, dann auch Arme. Weiter aufsteigend vibrierendes Gefühl in den Beinen. Temperatursensitive Haut.

Muskelschwäche: Beine zunehmend („schwere Beine"), manchmal nicht möglich zu stehen.

Geschmacksveränderung, Zunge schwer, rezidivierend in verschiedener Ausprägung.

Februar 2022: Neu Kribbelparästhesie Gesicht Wangen beiderseits.

März 2022: Kribbelparästhesie breitet sich im Gesicht aus, Brennendes Gefühl jetzt mehr am Oberkörper, weniger in den Beinen. Schlafstörungen.

Mitte März: Neu: Schwindel, neurologische Vorstellung:

17.01.2022: MRT-Wirbelsäule mit Kontrastmittel: Ausschluss Myelitis.

08.03.2022: Vorstellung Rettungsstelle Neurologie: kein fokal-neurologisches Defizit, weitere Abklärung ambulante Neurologie.

Infusionen mit Procain, Natriumbiocarbonat, Vitamin C – kaum Wirkung agonistisch Autoantikörper vom 18.03.2022: ß2-Rezeptor Autoantikörper positiv.

Seit 23.03.2022: Einnahme von ProCluster (Procainpräparat): Kribbeln, Brennen weniger stark, aber wieder Rücken- und Knieschmerzen, neu Fußgelenkschmerzen, bleibende Schwäche in den Beinen.

Erstkontakt in meiner Praxis:

28.03.2022: Unter ProCluster Besserung einiger Symptome, Rezidive anderer Symptome, Schwäche der Beine unbeeinflusst.

Laut Patientin bisher keine Meldung durch Ärzte ans PEI erfolgt.

02.05.2022: Prednisolon und Fraxipain.

02.06.2022: Deutliche Besserung, jedoch nach Absetzen wieder mehr Beschwerden.

Fall 96, Alter: 64, Geschlecht: w

1. Impfung *Comirnaty Biontech* (02.06.2021)
(Ch-B: 1D015A)
2. Impfung *Comirnaty Biontech* (09.07.2021)
(Ch-B: FE7011)
3. Booster-Impfung *Comirnaty Biontech* (24.11.2021)
(Ch-B: 1F1023A)

Anamnese: Keine Vorerkrankung.

Symptome: Nach der Booster-Impfung seit ca. Januar 2022: Neu aufgetretenen Parästhesien: Kältegefühl der Haut an wechselnden Körperstellen diffus verteilt, Kribbeln und Brennen vor allem an Händen und Füßen („wie Sand in den Schuhen"), Palpitationen ohne Belastung, Muskelzuckungen und Kraftmangel, langes Gehen ist nicht mehr möglich, Gleichgewichtsstörung, Leistungsminderung und Erschöpfung, Brennen und Reißen in den großen Gelenken bei wechselnder Lokalisation.
Orthopäde V.a. Karpaltunnelsyndrom, Hinweis, dass Kribbelparästhesien auch an den Füßen vorhanden sind und der Gesamtzustand werden ignoriert, Überweisung zur Nervenleitungsgeschwindigkeit.
Erstkontakt in meiner Praxis:
18.03.2022: Zunahme der Beschwerden.

Labor: Zentrale Memory Tc-Zellen 31/µl (erniedrigt), Therapiebeginn mit Prednisolon.

Fall 101, Alter 40 Jahre, Geschlecht: w

1. Impfung mit *Comirnaty Biontech* (16.11.2021)
2. Impfung mit *Comirnaty Biontech* (25.11.2021)

Anamnese: Keine Vorerkrankungen; Nikotin: 1-10/Tag, Allergie: Antibiotika
Medikamente: Antibaby-Pille, Pregabalin.

Symptome: 3 Tage nach Erst- und Zweitimpfung: Kribbeln li Arm mit Taubheitsgefühlen, Kribbeln Gesicht mit Taubheitsgefühlen, Zittern am ganzen Körper, Augenflattern, extremer Schwindel, Muskelschmerzen, Müdigkeit und Erschöpfung, Muskelzittern, Hautschmerzen, Brustenge mit Herzrasen, Konzentrationsprobleme, Vergesslichkeit, Lichtempfindlichkeit.

23.12.2021: Vorstellung in Rettungsstelle bei Parästhesie der Haut.

Neurologische Untersuchung: Hypästhesie/Hypalgesie V2 bds., Unterarm/Hand, Bein links.

29.12.2021: MRT-Schädel mit Angio: opB

09.02.2022: Vorstellung in meiner Praxis wegen Verdacht auf Impfnebenwirkung.

Aktuell: Knie taub, Muskelschmerzen, Müdigkeit, Schwindel, Weiterhin: Kribbeln li Arm, li Bein, im Gesicht, Taubheitsgefühl Gesicht, Sehstörungen, Parästhesie, Pregabalin hat nur leichte Wirkung.

Labor: CD8+/CD28- T-Zellen 52/µl (100-370)
Zentrale Memory Tc-Zellen 23/µl (40-640)
Terminale Effektor Tc-Zellen 12/µl (25-280)

Therapie: Prednisolon nach Schema, Wiedervorstellung bei Verschlechterung.

02.03.2022: Schubweiser Schwindel, erneuter Versuch mit Prednisolon.

21.04.2022: Nervenschmerzen/Stromgefühl und Taubheitsgefühl sind besser geworden, weiterhin Benommenheit, Kopfschmerzen, Muskelkrämpfe.

06.05.2022: Kreislaufbeschwerden, wechselnde Frequenzen, Betablocker reduziert, Ü Kardiologe.

23.06.2022: Weiterhin Müdigkeit und Erschöpfung, immer wieder auch Muskelschmerzen nach Anstrengung, der Schwindel ist aktuell ist weg.

Therapie: Versuch Vitamin C Infusion oder LDN Kapseln.

Fall 107, Alter: 31 Jahre, Geschlecht: w

1. Impfung mit *AstraZeneca* (März 2021)
2. Impfung mit *Comirnaty Biontech* (Mai 2021)
3. Impfung Booster (Ende November 2021)

Anamnese: Nichtraucherin, Allergie: Antibiotika, Medikamente: Verhütungspille

Symptome:
Direkt nach Erstimpfung Frösteln, Hauterscheinungen mit Juckreiz (Beschwerden immer noch anhaltend).
Nach Zweitimpfung: 1 Woche Atembeschwerden, Puls- und Blutdruckschwankungen, Kreislaufinstabilität, Synkopen Neigung, nach Drittimpfung: Luftnot, Vergesslichkeit, Schwäche, Immobilität, Kardiologische Diagnostik: keine Erklärung.
April 2022: Vorstellung in meiner Praxis wegen Verdacht auf Impfnebenwirkung.
Beschwerden wie oben.

Labor: CD8+/CD28- T-Zellen 28 µl (100-370),
Zentrale Memory Tc-Zellen 16µl (40-640),
Terminale Effektor Tc-Zellen 4 µl (25-280)
Therapie: Prednisolon, Fraxiparin nach Schema.
Ende April 2022: Besserung durch Kortison Einnahme, nach kurzzeitiger Aussetzung der Therapie sofortige Verschlechterung.

Fall 113, Alter 82 Jahre, Geschlecht: w

1. Impfung *Moderna* (09.03.21)
2. Impfung *Moderna* (06.04.21)

3. Impfung *Moderna* (30.10.21)

Anamnese:
Z. n. Sarkoidose (ruht) und LAE, Nichtraucherin, Allergie: keine.

Symptome:
Nach Erstimpfung: Bauchschmerzen, Gliederschmerzen.
Nach Zweitimpfung: stärkere Gürtelrose.
Nach Drittimpfung: Anhaltend eingeschränkte Mobilität, Beine taub, Arme taub, Atemnot, Druck/Klumpen-Gefühl in der Brust, Brennen im Gesicht.
April 2022: Vorstellung in meiner Praxis wegen Verdacht auf Impfreaktion.
Beschwerden wie oben, eingeschränkte Mobilität, taube Arme und Beine, Klumpen in Brust.

Labor:
CD8+/CD28+T-Zellen 39µl (238-448)
T-Zellen 455µl (900-2200)
CD45+ Lymphozyten 657µl (1100-4000)
CD4+ T-Helferzellen 272µl (590-1460)
CD8+ T-Zellen142µl (300-930)
Zentrale Memory Tc-Zellen 9µl (40-640)
Naive Tc-Zellen 15µl(16-1000)
Therapie: Prednisolon, nach Schema, Pantoprazol
Mai 2022: Beschwerden gebessert, Schwäche gebessert, Beinkrämpfe weg.

Fall 120, Alter: 42 Jahre, Geschlecht: m

1. Impfung mit *Moderna* (10.06.2021)
2. Impfung mit *Moderna* (? Juli 2021)

Anamnese: Glaukom, Nichtraucher, Allergie: Frühblüher
Medikamente: Augentropfen.

Symptome:
Zwei Tage nach Zweitimpfung: Schwindel, Kopfschmerzen, Lichtempfindlichkeit, eingeschränkte Kraft und Leistungsfähigkeit.
Vorstellung in Rettungsstelle, keine Erklärung für Symptome.
17.07.2021: Zunehmende Sehstörung - Vorstellung beim Augenarzt: Erhöhung des Augeninnendrucks 50% und Kippung des Sichtbilds um 10 Grad – Ursache nicht geklärt.
11.05.2022: Untersuchung in meiner Praxis wegen Verdacht auf Impfnebenwirkung.
Beschwerden wie oben, Kopfschmerzen und Schwäche, Pat. war vorher sportlich und Augeninnendruck stabil.
Labor, zuvor abgenommen 02.05.22:
CD8+/CD28+T-Zellen 129/µl (238-448)
Zentrale Memory Tc-Zellen 25/µl (40-640)
DAO 55,7IU/ml (14-33)
Therapie: Prednisolon, Fraxiparin, Desloratadin/Famotidin nach Schema.
08.06.2022: Mit hoher Dosis Besserung Kopfschmerzen und Schwindel, bei Reduzierung anhaltende Verbesserung des Zustands vor Cortison Einnahme,
Kopfschmerzen sind gemindert, körperliche Schwäche ist besser.

Fall 125, Alter: 43 Jahre, Geschlecht: w

1. Impfung mit *Comirnaty Biontech* (14.03.21)

2. Impfung mit *Comirnaty Biontech* (04.04.21)
3. Impfung mit *Comirnaty Biontech* (03.12.21)

Anamnese: Keine Vorerkrankungen, ehemalige Raucherin. Allergie: keine
Medikamente: Celebrex

Symptome: Seit April dauerhafte Rückenschmerzen LWS
Nach Drittimpfung: Zunahme der Rückenschmerzen, körperliche Einschränkung, Schmerzen im Liegen und Sitzen.
Vorstellung bei Orthopäden und Neurologen - keine Erklärung – Tablette und Spritze keine Besserung.
April bei Endokrinologe - Dexamethason hat geholfen.
23.05.2022: Vorstellung in meiner Praxis wegen Verdacht auf Impfnebenwirkung.
Seit April 2021: extreme Rückenschmerzen, nach Boosterung schlimmer.
Dauerhaft Rückenschmerzen, Schulterschmerzen links, Dauermüdigkeit, Erschöpfung, Kraftlosigkeit.
„Socken anziehen nicht möglich", „ständiges fallen lassen von Sachen".

Labor: 12.05.2022
CD8+/CD28-T-Zellen 62/µl (100-370)
Zentrale Memory Tc-Zellen 14/µl (40-640)
Terminale Effektor Tc-Zellen 19/µl (25-280)
Histamin 71.7 ng/ml (<65,5)
Therapie: Prednisolon, Fraxiparin, Desloratadin/Famotidin nach Schema.
17.06.2022: Unter hoher Prednisolon deutliche Besserung, bei 30 mg jedoch Verschlechterung.
Fremdlabor: positive Autoantikörper: Beta1-AAK, M2-AAK, Alpha1-AAK, AT1-AAK, ET-AAK, Beta2-AAK
15.07.2022

Pat. kann nur sehr langsam aufstehen, kann nur sehr langsam gehen. Bücken ist sehr schwierig.
Erneute Steigerung des Kortisons und vorsichtiges Ausschleichen.
23.08.2022
Teils besser, teils schlechter, teilweise Atembeschwerden bei leichter Belastung.
Versuch LDN Kapseln, Nattokinase.

Fall 128, Alter 28 Jahre, Geschlecht: w

1. Impfung mit *Comirnaty Biontech* (08.12.2021)

Anamnese: keine Vorerkrankungen, Allergie: keine bekannt
Symptome: Am Impf-Tag: Kribbeln und Stechen in Armen und Beinen, Benommenheit, Herzrasen, Herzstolpern, Hypotonie, Schwindel, Kurzatmigkeit, Fieber, Kopfschmerzen.
Am 1. Folgetag: Ziehen im Gesicht, Verkrampfungen und Taubheit in Armen, Beinen, Gesicht, Gelenkschmerzen, Muskelzuckungen, reduzierte Belastbarkeit, Konzentrationsstörung.
Am 6. Folgetag: Unbeweglichkeit der Beine und Hände, Bettlägerig.
Mehrere Wochen später: Hautausschlag, Sehstörung.
Mai 2022: Vorstellung in meiner Praxis wegen Verdacht auf Impfreaktion.
Anhaltend Kribbeln und Stechen, Verkrampfungen und Gelenkschmerzen in Beinen und Armen, Ziehen im Gesicht, Kurzatmigkeit, reduzierte Belastbarkeit, Herzstolpern, Konzentrationsstörung.
MRT-Kopf ohne Befund.

Labor: CD8+/CD28-T-Zellen 50μl (100-370)
Zentrale Memory Tc-Zellen 17μl (40-640)
Terminale Effektor Tc-Zellen 3μl (25-280)
D-dimere 533ngFEU/ml(<500)
Therapie: Prednisolon, Desloratadin, Fraxiparin nach Schema, Budenosid, Vit. C Infusion.
Juni 2022:   Symptome wechselhaft, unter Prednisolon besser, Pantoprazol dazu.
Gelenkschmerzen besser, Kopfbeschwerden wechselnd, Ü HNO Larynx Missempfindungen.

Fall 132, Alter 53 Jahre, Geschlecht: m

1. Impfung mit *Johnson & Johnson* (26.05.2021)
2. Impfung mit *Comirnaty Biontech* (01.12.2021)

Anamnese: Heuschnupfen, allerg. Asthma, Kinderkrankheiten, Zustand nach Hepatitis, Rheuma nach Therapie symptomlos, Nichtraucher, Allergie: Gräser, Tierhaare.
Symptome seit Juli 2021:
Schwellung der Fingergelenke, Schmerzen in Fußballen, zunehmende Schmerzen nachts, eingeschränkte Mobilität, *„eingerostete"* Kniegelenke, Probleme mit Faustschluss, Rheumatologe: Labor und Gelenke ohne Befund. V.a. Sekundäre PHS-Schulter.
Orthopäde: Schulter und HWS altersgerecht, ohne Befund.
Neurologe: Reizdurchleitung linkes Handgelenk auffällig, aber noch im Normbereich.
Mail 2022:   Vorstellung in meiner Praxis wegen Verdacht auf Impfreaktion.
Beschwerden anhaltend, nach 1. Impfung Johnson und Johnson, Gelenkschwellungen Nervenschmerzen, nach 2. Impfung nochmals Aktivierung, Neurologe, Orthopäde

keine Befunde, Rheumatologe kein Rheumaschub, seit 1 Woche Herpes Zoster.

Labor: Aktivierte T-Zellen (HLA-DR+) 760/µl(<345)
B-Zellen 38/µl (92-359)
CD8+/CD28-T-Zellen 708/µl (100-370)
CD8+T-Zellen 956/µl (280-930)
Zentrale Memory Tc-Zellen 16/µl (40-640)
Terminale Effektor Tc-Zellen 642/µl (25-280)
DAO 4.1IU/ml (14-33)
D-Dimere 1107ngFEU/ml (<500)
Histamin 89ng/ml (<65.5)
NK-Zellen36/µl (60-554)

Therapie: Fraxiparin, Desloratadin nach Schema, Prednisolon nach Schema erst wenn Herpes Zoster abgeklungen ist.

Fall 155, Alter: 13 Jahre, Geschlecht: w

1.Impfung mit *Comirnaty Biontech* (17.12.2021)

Anamnese: Keine Vorerkrankungen, Nichtraucherin, Allergie: Pollen, Gräser.

Symptome nach Impfung: Nach 30 Min bereits Unwohlsein.

Später: Schwächegefühl, starke Müdigkeit, extremer Schwindel, Kraftlosigkeit besonders in den Beinen, Körperzuckungen, Kopfschmerzen, Herzrasen, erhöhter Puls und Blutdruck, Hitzewallungen, Schmerzen im rechten Arm (Impf-Arm), Kribbeln in den Händen, kalte Füße und Hände und teilweise leicht bläulich, Konzentrationsprobleme

Vorstellung in Kinderklinik wegen Erschöpfung – ohne Erklärung DD Psychosomatische Komponente.

Mai 2022: Vorstellung in meiner Praxis wegen Verdacht auf Impfnebenwirkung.
Weiterhin Beschwerden wie oben, etwas besser geworden. Histamin-Intoleranz.
Labor: CD8+/CD28-T-Zellen 78/µl (100-370)
Terminale Effektor Tc-Zellen 5/µl (25-280)
DAO 2,9IU/ml (14-33)
Histamin 109 ng/ml (<65,5)
Fremdlabor: positive Autoantikörper: beta2-AAK, (M2-AAK grenzwertig).
Therapie: Prednisolon, Fraxiparin, Desloratadin/Famotidin nach Schema, ggf LDN-Kapseln Daosin und Colina bei Magendarmbeschwerden.

Betrifft: Fall 164, Alter: 52 Geschlecht: w

1. Impfung mit *Comirnaty Biontech* (21.04.21)
2. Impfung mit *Comirnaty Biontech* (17.05.21)

Anamnese: Schilddrüsenerkrankung, Asthma, Hypertonie, Niereninsuffizienz, z.N. Synkope Nichtraucherin, Allergie: Ibuprofen, Penicillin, Metalle
Covid-Infektion 01/22 - mit Herpes Zoster Reaktivierung

Symptome:
Symptome nach Impfung: zunächst starke Müdigkeit
06/2021: Beginn Schmerzen im Unterschenkel links, Schwellung, Rötung, Parästhesien linkes Bein, Schmerzen Sprunggelenk - anamnestisch V.a. Thrombose- nicht abgeklärt, wandernde Muskel und Gelenkschmerzen in den Beinen bis Rumpf.

seit 07/2021: Schwindel, Brainfog, Wortfindungsstörung, Konzentrationsschwäche, Verlangsamt, Kribbeln im Gesicht

Nach Zoster: eingeschränkte Hörleistung und Brennen im Nacken, Kopfschmerzen.

Juni 2022: Vorstellung in Krankenhaus wegen Stechen in der Brust – stark erhöhte D-Dimere.

CT-Angio abgelehnt – Termin bei Kardiologen vereinbart.

Juni 2022: Vorstellung in meiner Praxis wegen Verdacht auf Impfnebenwirkung.

Rezidivierende, wandernde Gelenk- und Muskelschmerzen - mittlerweile weniger, weiterhin Brainfog, Hautbrennen.

Labor: CD8+/CD28-T-Zellen49/µl (100-370)
CD8+/CD28+T-Zellen 131/µl (238-448)
T-Zellen 617/µl (900-2200)
CD45+ Lymphozyten 891/µl (1100-4500)
CD4+ T-Helferzellen 429/µl (590-1460)
CD8+ T-Zellen 181/µl (280-930)
Zentrale memory Tc-Zellen 12/µl (40-640)
Effektor-Memory Tc-Zellen 3/µl (5-120)
Terminale Effektor Tc-Zellen 8/µl (25-280)
DAO 4,7/ml (14-33)
D-Dimere 887 ngFEU/ml (<500)

Therapie: Prednisolon, Fraxiparin nach Schema
Juli 2022: Rücksprache über Entwicklung nach Therapieversuch: Brainfog deutlich gebessert, generell Symptome gebessert, D-Dimere aktuell im Normalbereich.

<u>Betrifft: Fall 187, Alter: 49 Jahre, Geschlecht: m</u>

1. Impfung mit *Moderna* (08.05.21)
2. Impfung mit *Moderna* (17.06.21)

Anamnese:
Hypertonie, HIV, Nichtraucher, Allergie: keine.
Medikamente: keine.
Symptome:
3 Wochen nach Zweitimpfung (27.07.2021): Herzinfarkt
und Stentimplantation.
Seit August/ September 2021: Schlafstörung, Müdigkeit,
Hautreaktion mit juckenden Pusteln.
Seit Ende 2021: Zwischenzeitlich unkontrollierte Muskel-
zuckungen wie Blitz durch Körper, in Ruhe
Seit März 2022: Verstärkte Heuschnupfenprobleme (in
Vorjahren so gut wie symptomfrei).
02.06.2022: Vorstellung in meiner Praxis wegen Verdacht
auf Impfnebenwirkung.
Beschwerden wie oben. Zuvor keine kardialen Beschwer-
den, regelmäßige kardiologische Kontrolle, 01/21 alles in
Ordnung, dann 3 Wochen nach Impfung Infarkt.
Hautirritationen bereits 3 Zyklen mit Creme behandelt, et-
was besser aber geht nicht weg.

Labor: 23.05.22
B-Zellen 73/µl (92-359)
CD8+/CD28+T-Zellen 203/µl (238-448)
Zentrale Memory Tc-Zellen 13/µl (40-640)

Therapie: Aufgrund der Vorerkrankung kein Prednisolon, Salbe für Hautirritation.

8. Liste der ausgelagerten Dokumente

a) Bericht auf Basis hausärztlicher Erfahrungen zu unerwünschten Wirkungen im Zusammenhang mit den genetischen Impfstoffen gegen SARS-2 Covid-19 und über deren Therapiemöglichkeit. Anbei Tabelle der Impfnebenwirkungen.

b) Anlagen zum Hausärztlichen Erfahrungsbericht.

c) Nebenwirkungstabelle, entnommen den Kommentaren unter dem Video.

d) Sortierter Immunstatus nach Impfnebenwirkungen, Impfdurchbrüchen, Post-Covid und Turbokrebs.

e) Alle Fälle 1-200.

f) Studie über Agonistische Autoantikörper.

g) Pressebeiträge, Verweis auf Video und Fernsehbeitrag, bei denen ich mich zum Thema Impfnebenwirkungen äußerte.

h) Grafische Aufarbeitung der Kommentare unter dem Video.

i) Cormea Langversion (Entwurf zu einem Diagnostik- und Behandlungsleitfaden).

9. Behandlungshilfen: Die Cormea Kurzversion

CORMEA-Leitfaden PVS Kurzversion: Stand August 2022, die aktuelle Version dieses Dokumentes finden Sie unter www.cormea.org

CORMEA

Corona-Mediziner-Allianz / Corona Medical Alliance

Praxis und Forschung zur Prävention, Diagnostik und Behandlung von COVID, Long–/Post–COVID und Post-Vakzin-Syndrom (PVS)

Entwurf zu einem Diagnostik- und Behandlungsleitfaden zur Behandlung von Betroffenen einer unerwünschten Reaktion nach Impfung gegenüber SARS-CoV-2 als Grundlage einer Abstimmung unter Behandelnden

(Der Leitfaden ist auch zu großen Teilen einsetzbar für Long-/Post-COVID-Betroffene, differenzierte gesonderte Leitfäden für diese Krankheitsbilder folgen.)

KURZVERSION

Die Kurzversion des Entwurfes zum Leitfaden ersetzt nicht die Lektüre der Langversion und kann nur einen allgemeinen und unvollständigen Überblick bieten.

RELEVANTE ABKÜRZUNGEN (in der Reihenfolge der
Verwendung)

COVID	Coronavirus disease
PVS	Post-Vakzin-Syndrom
SARS-CoV-2	Severe acute respiratory syndrome Corona-virus type 2
SFN	Small-Fiber-Neuropathie (SFN)
TNF-alpha	Tumor Nekrose Faktor alpha
IL	Interleukin
NOAK	Neue orale Antikoagulanzien
VEGF	Vascular Endothelial Growth Factor
ATP	Adenosin-Tri-Phosphat
BHI	Bioenergetic Health Index
LDN	Low-Dose-Naltrexon

ZIELSETZUNG

Die Zielsetzung dieser Kurzversion des eigentlichen Leitfadens ist, Behandelnden einen ersten, raschen Überblick über mögliche Diagnostik und Therapie bei Verdacht auf Post-Vakzin-Syndrom zu bieten.

Die Empfehlungen sind einem ständigen Entwicklungs- und Bearbeitungsprozess unterworfen. Patienten/innen sollten stets medizinischen Rat und Hilfe suchen. Dieser Leitfaden kann eine individuelle heilkundliche Anamnese, Diagnostik, Beratung und Therapie nicht ersetzen. Auch können weder Vollständigkeit noch Behandlungserfolg garantiert werden.

Die Empfehlungen beruhen auf persönlichen Erfahrungen und Beobachtungen sowie auf Auswertung wissenschaftlicher Literatur.

Wir empfehlen, vor Einleitung einer Therapie die Langversion zu Rate zu ziehen.

URHEBER

Dieser Leitfaden wurde von CORMEA entworfen und wird von dieser ständig angepasst. Fragen, Wünsche, Anregungen und Kritik bitte an info@cormea.org.

RECHTLICHES

Dieser Leitfaden stellt keine medizinische Beratung dar und kann diese nicht ersetzen. Auch übernehmen wir keine Garantie für die individuelle Verträglichkeit sowie für den individuellen Behandlungserfolg.

Es ist bei medizinischen Fragestellungen grundsätzlich eine persönliche und individuelle medizinische Anamnese, Untersuchung und Diagnostik durchzuführen. Eine heilkundliche Beurteilung der medizinischen Situation der Betroffenen ist erforderlich, bevor eine Behandlung eingeleitet wird, die unter Berücksichtigung möglicher Kontraindikationen individuell an die Symptomatik der Betroffenen angepasst werden muss.

Die hier dargestellten Inhalte dienen ausschließlich der Information. Sie stellen keine Empfehlung oder Bewerbung beschriebener oder erwähnter diagnostischer Maßnahmen, Behandlungen oder Medikamente/Nahrungsergänzungsmittel dar.

Die Darstellungen erheben keinen Anspruch auf Vollständigkeit. Die Aktualität, Richtigkeit und Ausgewogenheit der Information wird nicht garantiert.

Die Inhalte ersetzen keinesfalls die fachliche, persönliche und individuelle Beratung durch einen Arzt, Heilpraktiker und/oder Apotheker und dürfen nicht als Grundlage zur eigenständigen Diagnosestellung und Beginn, Änderung oder Beendigung einer Behandlung von Erkrankungen durch Betroffene verwendet werden.

ÜBERBLICK: SYMPTOMKOMPLEXE; DIAGNOSTIK UND ASPEKTE DER BEHANDLUNG

Symptom-komplex/ patho-gene-tischer Komplex	Anregungen zur Diagnostik	Anregungen für eine Annäherung an eine Therapie	Bemerkungen
Mastzellakti-vierung	u.a. Diaminoxi-dase, Histamin im Serum, 24-h-Urin auf Methylhista-min, ggf. Prosta-glandine und Leu-kotriene im Se-rum, IL 1 beta, TNF alpha	H1- und H2- Anta-gonisten mit mast-zellstabilisie-render Wirkung kombinieren. H1-Antagonist z.B: Rupatadin, Deslo-ratadin H2-Antagonist z.B.: Famotidin allg. Mastzellstabi-lisierend: Querce-tin	In besonders ausgeprägten Fällen und bei ausreichender Möglichkeit zur Rechtfertigung gegenüber den Krankenkassen, können Mon-telukast und/oder Oma-lizumab ggf. An-wendung finden.
Spikepro-tein-	klinische Diag-nose	Entsprechend der Klinik,	das Spikepro-tein kann an

vermittelte Symptomatik		Serrapeptase, Fencheltee, Löwenzahnextrakt und Curcumin werden nach Erfahrung und Literatur positive Effekte zugesprochen.	verschiedene Rezeptoren (u.a. G-Protein-gekoppelte Rezeptoren: GPCR) binden und hat u.a. thrombogene und pro-inflammatorische Eigenschaften
Autoantikörpervermittelte Symptomatik	je nach Klinik, Ausschlussdiagnostik	Je nach vorliegenden Autoantikörpern	Eine Therapie kann allg. Immunmodulatorisch, Antikörperantagonisierend oder Anti-körper-eliminierend erfolgen.
allg. Auto-inflammation	u.a. Il 1 beta, IL 4,6,8,10, CCL 5 RANTES, TNF alpha, INF gamma	Verschiedene Ansätze, u.a. Melatonin, Low- dose-Naltrexon, ggf. entsprechend der klinischen Phase auch Prednisolon analog der Therapie bei anderen Autoimmunerkrankungen wie Polymyalgia rheumatica	
Mikro- und Makrozirkulationsstörung (multifaktoriell: u.a. Gerinnungsstörungen,	klinische Diagnose, ggf. Kapillarmikro-skopie, u.a. D-Dimere, Fibrinogen	Nattokinase oder Lumbrokinase, ggf. ASS, ggf. NOAK bei ausgeprägter begleitender Neigung zu thrombo-	Es handelt sich überwiegend um Zirkulationsstörungen der kleinsten Gefäße u.a. auf dem Boden der schlechten

248

		embolischen Er-eignissen.	Verformbar-keit der Erythrozyten, erhöhter Gerinnungsneigung und Endothelitis
Endothelitis	ggf. VEGF, CCL 5 RANTES, INF Gamma, IL 4, 6, 8, 10, ansonsten klinische Diagnose	s. allg. Immun-modulatorisch	
Neuropathien	klinische Diagnose, ggf. Biopsie bzgl. Small-Fiber-Neuropathie	s. allg. immun- und neuro-modulatorisch	
Mitochondrien-funktionsstörung	ATP intrazellulär, als erster Indikator, ggf. BHI (entsprechend Prof. König)	z.B. Q10 und/oder Nahrungsergänzungsmittel zur Unterstützung der Mitochondrienfunktion.	
Darmdysbiose	klinische Diagnose, ggf. Mikrobiom-analyse	je nach Befund Sanierung und Aufbau	
reaktivierte Infektionen	klinische Diagnose, ggf. Serologie bzgl. EBV, Borrelien Herpes zoster, Herpes simplex etc. in Hinblick auf Reaktivierung	entsprechend der vorliegenden Reaktivierung	
Nährstoffmängel	relevante Mängel ausschließen	nachgewiesene Mängel ausgleichen	
spezifische Symptomatiken wie Anaphylaxie,	entsprechende Laborchemische Diagnostik, EKG, Echokardiogra-	gemäß aktueller Empfehlungen	

Myokarditis, Thrombo-embolische Ereignisse	phie, Kardio-MRT, MRT Neurokranium und weiter		
allg. Differential-diagnostik	Immunstatuts (zellulär mit Subpopulationen und humoral einschließlich Komplement-system mit SC5b), TH1/TH2-Verhältnis, Blutbild, Leber-, Nierenstatus, Eisenstoff-wechsel CRP, TSH, Cortisol im Serum, Eisenstoff-wechsel (Transferrin, Transferrinsättigung und Ferritin)		
allg. immun- und neuromodulatorische Maßnahmen		Intervallfasten, Low-Dose-Naltrexon, EPH/DHA, Melatonin, alpha-Liponsäure, Propionsäure, Curcumin, Quercetin, Luteolin/Rutin	
mögliche weitere Maßnahmen (Auswahl)		Magnetfeld-therapie, Ozontherapie, HBOT, Yoga, Pacing.	

Über den Autoren

Dr.med. Erich Freisleben, geboren 1949 in Niedersachsen, studierte Medizin in Kiel und in Berlin.

Seine Facharztausbildung zum Internisten absolvierte er auf der Infektiologischen Abteilung des Rudolf-Virchow-Krankenhauses in Berlin. 1986 ließ er sich im Bezirk Wedding als Hausarzt nieder und bildet seit über 15 Jahren Weiterbildungsassistenten aus.

Neben seinem infektiologischen Schwerpunkt liegt ein weiterer in der ganzheitlichen Betrachtung von Krankheiten.

Er promovierte in der Geschichtsmedizin zum Thema Rassenhygiene und Rassenideologie und war acht Jahre als Delegierter in der kassenärztlichen Vereinigung tätig. Er ist Geschäftsführer in einem Ärztenetzwerk und publizierte einige Artikel zu gesundheitspolitischen Themen sowie zwei Bücher, eins über die allgemeine Entwicklung in der Medizin und eins zu Corona.

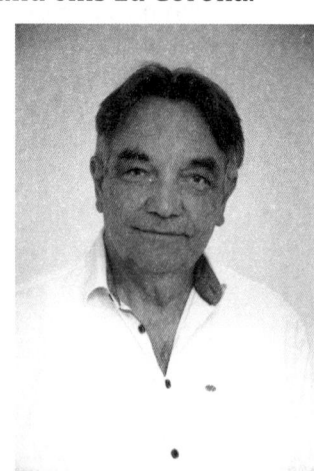

Dr. med. Erich Freisleben
Medizin ohne Moral.
Diagnose und Therapie einer Krise.

Der „letzte Aufruf" eines Hausarztes nach vier Jahrzehnten engagierter Tätigkeit nah am Patienten, in einer Praxis des Berliner Kiez. Der „letzte Aufruf" für eine dem Menschen zugewandte, kreative Medizin, in der nicht nur das Symptom im Mittelpunkt steht, sondern der individuell Erkrankte. Eine bewegende und persönliche, faktenreiche und provokante Abrechnung mit den negativen Entwicklungen im profitorientierten Gesundheitssystem. In großen Bögen zeichnet Erich Freisleben nach, wie eine kurze Phase der Handlungsfreiheit und der Methodenoffenheit zur Jahrtausendwende hin endet und sich das Gesundheitssystem wandelt. Wie strikte Leitlinien den Patienten als Individuum in den Hintergrund treten lassen und das Kassensystem die Ärzte nicht länger als Partner sieht, sondern als Prüflinge. Wie der Lobbyismus der Pharmaindustrie immer mehr Einfluss nimmt und interessierte Kräfte einen Feldzug gegen die Komplemtärmedizin starten. Wie eine Technokratie Einzug hält, deren kalte und unempathische Optimierungsideologie den sozialdarwinistischen Ungeist aus grausamen, deutschen Zeiten wiederbelebt. Ein großes, tiefgehendes Resümee. Für den mündigen Patienten ebenso wie für alle gewissenhaften Kräfte in der Pflege, in der ärztlichen Tätigkeit und im Studium der Medizin.

Freya Verlag
Gebunden, 432 Seiten
19,90 Euro
ISBN: 978-3-99025-422-6

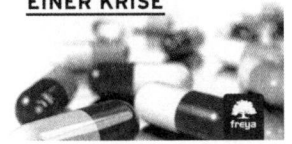

DR. MED.
ERICH FREISLEBEN

MEDIZIN OHNE MORAL

DIAGNOSE
UND THERAPIE
EINER KRISE

Dr. med. Erich Freisleben
Ansichten eines Hausarztes.
Wege aus dem Corona-Dilemma.

Mitten in der Pandemie entstanden, zieht dieses Buch ein erstes Fazit des Geschehens und hilft dabei, jene drängenden Fragen zu beantworten, die sich alle heimlich gestellt haben und teils heute noch stellen: Wird uns die Impfung aus dem Dilemma herausführen? Ist sie ungefährlich? Wie steht es um meine Abwehrkraft? Welche Folgen hat das Geschehen für meine Gesundheit, mein soziales Leben, meine Zukunft? Sind wir gut durch die Krise geleitet worden? Bekommen wir alle Informationen? Spielen versteckte Interessen mit? Ist das Virus politisch geworden? Wird sich unser vertrautes Leben für immer verändern? Wie sollen die immensen gesamtgesellschaftlichen Schulden beglichen werden? Wie werden unsere Kinder leben? Einige dieser Fragen sind heute beantwortet. Die kritischen Einschätzungen des Buches haben sich leider bewahrheitet. Umso reichhaltiger gestaltet sich mit dem Wissen von heute die Lektüre. Umso mehr lohnt es sich, die Phasen des Geschehens noch einmal aufmerksam zu durchwandern und eine innere Haltung dazu zu finden. Ein Buch über die Freiheit der Wissenschaft, die Lauterkeit der Informationsmedien und essentielle Fragen der Macht. Ein Buch, dessen erster Arbeitstitel nicht ohne Grund eine Patientin mit den Worten zitierte: „Herr Doktor, das kommt mir alles hier so seltsam vor".

Freya Verlag
Taschenbuch, 232 Seiten
14,90 €
ISBN: 978-3-99025-510-0

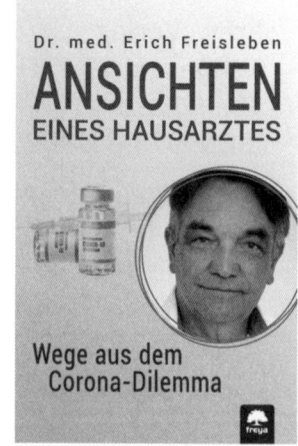